小食材
大健康

给全家人的科学饮食指南

2

范志红 · 著

化学工业出版社
·北 京·

内容简介

本书共分为4个章节，每个章节都是一类食材主题。分别是牛奶类、红白肉类、海鲜水产类和蛋类。全书共有285个小标题，15个网友互动问答。每个标题对应1个具体的食材健康知识，言简意赅，内容丰富。将与我们生活息息相关的食材种类、食材储存、食材烹饪、食材搭配等内容都做了详细说明。常温酸奶比普通酸奶更高级吗？老年人要多吃点炖烂的肥肉吗？哪些鱼汞污染比较小？蛋煮久了有轻微臭味是怎么回事？等等。本书解决了民众对于食材的困惑，指导读者科学饮食，获得优质健康营养，满足不同人群的营养需求，贴心指导读者的每一餐。

本书数据新、内容全，是一本适合中国家庭的膳食指南。

图书在版编目（CIP）数据

小食材大健康：给全家人的科学饮食指南. 2/范
志红著. —北京：化学工业出版社，2023.4
ISBN 978-7-122-42900-1

Ⅰ．①小⋯　Ⅱ．①范⋯　Ⅲ．①饮食营养学-指南
Ⅳ．①R155.1-62

中国国家版本馆CIP数据核字（2023）第023571号

责任编辑：马冰初　王　雪　　　　特约编辑：郑飞飞
责任校对：李　爽　　　　　　　　装帧设计：史利平

出版发行：化学工业出版社（北京市东城区青年湖南街13号　邮政编码100011）
印　　装：北京新华印刷有限公司
710mm×1000mm　1/16　印张11　字数200千字　2023年8月北京第1版第1次印刷

购书咨询：010-64518888　　　　售后服务：010-64518899
网　　址：http://www.cip.com.cn
凡购买本书，如有缺损质量问题，本社销售中心负责调换。

定　　价：68.00元

序 言

斗转星移，季节轮换，岁月流逝。人生无论处于什么阶段，都有一个永远不变的生活主题：健康饮食。

随着人们生活水平的提高，健康更成为了我们每个人的核心竞争力。营养充足才能让我们的抗病力足够强大，才能让生病后的身体恢复得更迅速。但是，怎样才能让自己的膳食营养分数足够高呢？

《中国居民膳食指南》告诉我们，要食物多样，合理搭配，吃动平衡。营养师告诉我们，每天要吃250克粮，50克肉，250克果，500克菜。健康成年男性平均每天要摄入2250千卡的能量，至少65克蛋白质；女性则是1800千卡的能量，至少55克蛋白质。能量和营养素的摄取不能仅仅靠吃胶囊和药片，必须主要来自新鲜天然多样化的食物。

但是，市场中有那么多种食物，到底要选择哪一种呢？买回家来应当怎么吃呢？

在每个家庭厨房里，健康饮食这件事都会被分解成无穷多个细节。

在我的新浪微博评论中，每天都有很多网友提问，告诉我他们很想吃得更营养、更健康，但在实操中总会遇到各种困惑。

比如：全谷杂粮到底有哪些啊？全麦粉是白面粉加麸皮粉吗？100克米饭到底是100克大米煮的饭还是100克熟米饭啊？红薯、土豆和米饭怎么互相换算啊？

甜豌豆、甜玉米粒和南瓜，该算蔬菜还是算主食？罐头蔬菜还有没有蔬菜的营养？蔬菜怎么烹调少油又好吃？

水果越甜热量越高吗？糖尿病人应当怎么吃水果？容易腹泻的人什么水果不适合食用？

牛奶产品应当怎么选？吃多少奶粉算是喝一杯牛奶？

吃鸡肉会让人发胖吗？吃肉皮能补胶原蛋白吗？肉做多了吃不完怎么保存？

烹调油怎么换着吃？榨菜可以替代食盐吗？

我把近年来回答的部分问题收集整理在一起，加以修改补充，按照五谷、豆类、蔬菜、水果、奶类、蛋类、肉类、水产、坚果零食、调味品来分类，集合成这三本书。

第一本书主要讲五谷、蔬菜、水果的知识，第二本书纳入了奶类、蛋类、肉类、水产的知识，第三本书重点讲坚果零食、豆类和调味品的知识。其中有食材的选择，有烹调的要点，有食用的注意事项，有对慢性病患者的叮咛。每一本书的最后，还有对几个重点问题的解答。

每个知识点都只有几百字的内容，阅读起来很轻松。每天看其中几条，在不知不觉间就能获取有关日常饮食的关键知识点。把它们应用在生活当中，可以提高饮食质量，增加生活乐趣，形成注重饮食健康的家庭氛围。

我经常对网友们说："我们也许买不起大房子，买不起豪车，买不起名牌包包，但是，我们可以给自己和家人好一点的食物，多一些的营养。健康润泽的气色，紧实有型的身材，比华美的衣服和闪亮的首饰更能提升美丽分数。把花在明星资料和品牌信息上的精力，省下一点用来学习食品营养知识，把追剧打游戏的时间，省下一点用来制作健康的三餐，就能让我们的身体受益无穷。"

对于个人来说，每一个现代人都应当了解食物的知识，有能力给自己和所爱的人制作简单又美味的营养餐。对于家庭来说，明智又理性的主厨会用心了解食物的知识，让孩子吃着健康的食物长大，让老人因为营养良好而远离疾病。重视饮食营养，就像讲卫生、勤运动一样，是良好生活习惯的一部分，是优良家风的一部分，对家庭中每个人的健康都影响深远。

在这个春意回归的时节，这三本有关食材营养的书终于要面世了。但愿它们能够给您和家人带来食物的馨香和健康的活力。

范志红

2023年2月10日

目录

1 牛奶，每天来一杯

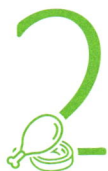

2 红白肉类，适量才健康

3 海鲜水产，美味要克制

4 小小的蛋，营养性价比高

1

牛奶，
每天来一杯

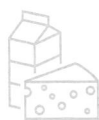

奶和奶制品种类多多

每天喝一杯奶

　　《中国居民膳食指南（2022）》建议每人每天摄入相当于300～500毫升牛奶的奶类食物，包括牛奶和酸奶。喝牛奶易胀气、腹泻的人可以喝酸奶。乳制品之间精确的换算比例需要仔细查看包装上的营养成分表。由于液态奶的蛋白质含量约为3%，那么假如某一款奶粉的蛋白质含量为21%，只需用21%÷3%=7，可知该奶粉的蛋白质浓度约为液态奶的7倍，则由奶粉换算成的液态奶的量就应当是奶粉量的7倍。

牛奶提供多种营养

　　牛奶的主要营养作用有3点：提供钙，提供蛋白质，提供12种维生素，包括维生素A、维生素D、维生素K、维生素B_2、维生素B_6、维生素B_{12}等。奶类是极为方便的蛋白质来源之一，不需要烹调调味，而且便于携带和饮用。我国居民钙摄入量较低，维生素A、维生素D和维生素B_2也常有不足，喝一杯牛奶或酸奶对营养平衡很有帮助。

生牛奶

生牛奶中可能带有多种致病菌，如结核分枝杆菌、布鲁氏菌等，所以在没有除菌处理的情况下，生奶是一定不能喝的。最好不要随便自己买生牛奶喝，如果买了，一定要认真加热煮沸后再喝。家庭煮沸牛奶和超市销售的巴氏杀菌奶相比，营养素的损失反而会更多，锅壁上的"奶垢"中就含有钙和蛋白质。

巴氏杀菌奶

巴氏杀菌奶的加热杀菌温度较低，通常在60～90摄氏度之间，能保持良好的口感和风味，维生素损失小。做巴氏奶不能加入任何添加剂，对牛奶原料要求较高，不能有任何致病菌污染，风味和口感也上乘，奶企通常会用最好的原料来制作这类产品。巴氏杀菌不能杀灭所有的微生物，尤其是芽孢，所以必须全冷链保存运输，买回家中要立即放入冰箱冷藏。通常屋脊盒装的巴氏杀菌奶保质期是7～21天。

灭菌奶

灭菌奶俗称"常温奶"，经过超过120摄氏度的温度加热，可以杀灭各种活菌及其芽孢。牛奶在高温无菌状态下被灌装入纸盒中，不需要加入任何防腐剂，即可在室温下长期保存。国产灭菌奶可以在室温下存放半年，进口灭菌奶可以存放12个月。高温处理不降低牛奶中蛋白质和钙的营养价值，但会增加维生素的损失，对风味也有影响。它的优势是便于保存、携带方便。

羊奶

羊奶和牛奶的乳糖含量差不多，蛋白质和脂肪的含量也大致相近（每100克鲜奶中含4～5克乳糖，3～4克脂肪，3克多的蛋白质）。羊奶脂肪和牛奶脂肪一样，饱和脂肪酸比例较高。它们的钙和大多数维生素的含量相当，但羊奶的维生素B_{12}含量较低。饮用羊奶后，在胃里形成的凝块较小，相对容易消化，有些对牛奶过敏的人可以接受羊奶。无论牛奶、羊奶，均不能直接喂养婴儿，必须经过大幅度的成分调整，才能制成和人母乳成分相近的婴儿配方奶粉。

驴奶

和牛奶、羊奶、水牛奶等常见市售奶类相比，驴奶的成分比例与众不同。

它的乳糖含量高（6%～7%），而牛奶只有4.4%～4.8%的乳糖含量。

它的蛋白质含量相对较低（1.8%），而市售牛奶是2.9%～3.6%的蛋白质含量。

它的脂肪含量较低（1.5%），而市售全脂牛奶是3.0%～3.8%的蛋白质含量。驴奶只相当于半脱脂奶（低脂奶）的脂肪含量。同时，驴奶的脂肪酸中，有一半左右来自不饱和脂肪酸。

由于蛋白质和脂肪含量都较低，驴奶看上去比牛奶稀，喝起来也没有全脂牛奶的醇厚感。不过，低蛋白质、高乳糖的特点，与人类的母乳倒是有点相似之处。

或许正是因为"干货"较少，驴奶中大部分的维生素和矿物质含量，包括钙含量，都比牛奶低。

> 研究表明，对牛奶过敏的婴幼儿，有很大一部分可以接受驴奶，故而它对牛奶过敏的儿童可能有一定营养意义。同时，它容易消化，对肠道更为友好，适合一些消化不良的人群。鉴于目前驴奶的价格高昂，而且尚无相关国家标准，因此从补充营养的角度来说，健康成年人还有很多其他性价比更高的奶类可以选择。

水牛奶

从营养成分的角度来说，水牛奶和普通牛奶相比，乳糖含量相似，蛋白质、脂肪含量较高，维生素A和维生素B_{12}含量较高。最吸引消费者的是，从风味方面来说，水牛奶的风味要比牛奶更浓郁、更甜香。作为更美味的奶类选择，水牛奶的营养价值不比牛奶差。只是从价格方面来说，水牛奶要比牛奶略贵一些。

牛奶发酵成酸奶，热量轻微降低

牛奶中天然带有4.4%～4.8%的乳糖，发酵后超过1/3的乳糖变成乳酸（具体幅度取决于发酵的时间和酸度的高低）。乳糖的能量系数是4千卡/克，乳酸的能量系数是2.5千卡/克。所以，乳糖发酵成乳酸，会使酸奶的热量轻微降低。按100克牛奶中有2克乳糖变成乳酸来计算，那么降低的热量值是（4.0-2.5）×2=3千卡。原本含3%脂肪和3%蛋白质的全脂牛奶，热量约为**60千卡**，发酵成酸奶后减少**3千卡**，只占**5%**，可以忽略。

🍜 酸奶比牛奶更易消化

对牛奶蛋白质消化不良或喝牛奶感觉胀气的人，可以选择酸奶。因为乳酸菌能把牛奶中的酪蛋白复合体降解成略小些的片段，胃肠会感觉到很舒服。此外，酸奶制作时乳糖部分转变为乳酸，食用后也不容易令人胀气。总之，经过发酵，不仅解决了乳糖不耐受的问题，而且蛋白质部分降解，比牛奶容易消化吸收。而且有乳酸和乳酸菌的帮助，对预防消化道的感染性疾病也有好处。

🍜 酸奶的健康作用比牛奶更受肯定

目前未发现喝酸奶会增加任何慢性疾病和癌症的风险。相反，在不增加总热量的前提下，喝酸奶对控制血压、预防脑卒中和预防糖尿病都有益处。酸奶补充**B**族维生素和钙的效果不逊色于牛奶。即便没有活菌能到达大肠，其中的营养素也是非常有益的。

🍜 奶酪含钙量非常高

奶酪也叫乳酪、干酪，英文名称是cheese，还有芝士、起司、计司、吉士等很多音译名。原制奶酪经过发酵过程，浓缩了牛奶中的酪蛋白成分，含钙量非常高，而且蛋白质经过微生物的加工之后，变成较小的"碎片"，人体很好消化。奶酪制作过程中要挤去乳清，除去了大部分乳糖，所以也不会造成腹胀。它的主要问题是在浓缩酪蛋白和钙的同时，也浓缩了牛奶中的脂肪和胆固醇，更适合幼儿和瘦弱者食用。

❓ 再制奶酪和原制奶酪选哪个好

再制奶酪是用一定比例的原制奶酪加入没有发酵的奶粉和奶油等配料制作而成的。无论是蛋白质、脂肪含量还是钙含量，再制奶酪都可以达到和原制奶酪一样的水平，但是它的成分细节有所不同。

原制奶酪经过发酵之后，蛋白质被部分水解，更容易消化吸收；微生物发酵也产生了更多类型的脂肪酸；一部分乳糖被除去，另一部分乳糖在发酵中被微生物利用而消耗掉了。所以，消化能力弱的人和乳糖不耐受的人，更适合吃原制奶酪，而不是再制奶酪。对于消化吸收很好的人来说，选择再制奶酪也没问题。

再制奶酪往往价格便宜一些，也没有那么明显的发酵味道，部分消费者感觉它更容易接受。同时，再制奶酪的成分便于调整，容易做成低脂产品。

❓ 奶酪的脂肪有多少

牛奶中脂肪和蛋白质的比例是1∶1，做成奶酪之后，由于乳清蛋白被去掉，脂肪被浓缩，脂肪和蛋白质的比例会升高。在意脂肪和胆固醇的人可以选择低脂奶酪，也可以减少每次吃奶酪的量。例如，某款奶酪产品的蛋白质含量为14%，脂肪含量为18%，其中的蛋白质含量是液体牛奶的4.5倍，而脂肪含量是牛奶的6倍。虽然如此，如果每次只吃1片16克的奶酪，实际摄入的总脂肪只有3g，并不算多。因此大部分人仍可限量吃奶酪。

硬奶酪做成奶酪碎更方便食用

把硬奶酪弄碎比较简单，直接用擦子把它擦成丝，或者把刀略加热一下，将大块奶酪切成一次能吃完的小块。奶酪容易发霉，如果一次买了很多奶酪短时间内吃不完，可以先放在干燥的空气中晾一下，然后分装为若干包，密封冷冻保存，用起来就很方便啦。冷藏的话，最好用抽真空的袋子保存，在产品保质期内吃完。

奶酪有多种吃法

奶酪可以作为面包、馒头、软煎饼等的配料，可以切丁拌入沙拉，可以切片夹入烤馒头片和面包片中，可以切碎放进菜汤里增加风味，可以做烤蘑菇、烤蔬菜。用奶酪来炖鱼、焖白菜、煮番茄汤，加点胡椒粉和罗勒碎，都特别美味。奶酪和米饭、面条、土豆、甘薯、山药等都很搭，可以做成奶酪焗饭、奶酪拌意面、奶酪焗红薯、奶酪焗土豆等美食。

奶酪的脂肪可以替代油用于烹调

奶酪中含有很多脂肪，可以用它来替代烹调油，这样既不会增加膳食中的总脂肪含量，还能增加风味。在奶类脂肪中，饱和脂肪酸和单不饱和脂肪酸大概各占一半，ω-6脂肪酸特别少。对不需要严格控制饱和脂肪酸摄入量的人来说，用奶酪替代一部分高ω-6脂肪酸的烹调油（如玉米油、葵花籽油、花生油等），有利于预防ω-6脂肪酸过多的问题。

别致的奶酪菜肉小米粥

用鸡汤煮小米粥，再加切碎的蔬菜和1勺芝麻油，大火煮2~3分钟，收汁到比较稠，加些鸡肉碎，最后表面上加两勺马苏里拉奶酪，不翻动，奶酪熔化就关火，表面再撒点黑胡椒盐。也可以把粥盛出来后加奶酪，在微波炉中转半分钟到1分钟让奶酪熔化。小米粥就吃出不一样的美食感觉来了，特别适合用在幼儿餐中。

奶片补钙不划算

奶片的成分不全是奶粉，还有很大比例的含麦芽糊精、麦芽糖之类的碳水化合物配料，吃太少，则补到的钙有限；吃多了呢，就会配着吃进去不少糖，所以并不是补钙食品的最佳选择。当然，毕竟其中还是有一部分奶粉的，比其他甜食的钙含量高很多。作为儿童零食，用来替代糖果还可以。吃完之后要督促宝宝刷牙。

增加奶类供应，有利于老人防骨折

很多老年人消化能力下降，喝牛奶容易发生乳糖不耐受的问题，但奶酪和酸奶是比较容易消化吸收的。

> 有最新研究报道，在居住于养老机构的老年人中做实验发现，增加奶类供应有利于增加膳食蛋白质和钙的供应，提升骨密度，降低发生跌倒和骨折的危险。给这些老人增加的奶类食物是每天20克奶酪和100克酸奶。

自制酸奶有讲究

自制酸奶最好用酸奶机

　　家庭制作酸奶最好用酸奶机。因为它可以提供稳定的温度，酸奶机的温度是40～42摄氏度，正好是制作酸奶所用的保加利亚乳杆菌和嗜热链球菌的最佳繁殖温度。多数致病菌的适合繁殖温度是20～37摄氏度，它们不喜欢40摄氏度以上的高温。如果不能维持乳酸菌最适合的生长温度，则有可能造成杂菌的繁殖增加，安全性下降。

酸奶作菌种只可一代

　　做酸奶时，很多人会选择超市的酸奶产品，舀一小勺当菌种用。也有人用自己做出来的酸奶再作菌种，这种做法都是有风险的。这是因为家庭操作不可能做到无菌，接种进去的除了乳酸菌，还会有其他杂菌。为保证食品安全，最好只用一次，第二代就不要用了，因为酵母菌、霉菌等杂菌污染会越来越严重。

常温酸奶不能作菌种

用市售酸奶作菌种时，一定要注意买最新出厂的冷藏酸奶，因为随着储藏时间的延长和储藏温度的上升，其中活菌数会不断减少，影响制作酸奶的效果。一定要注意，那些常温下销售、保质期6个月的盒装酸奶就不要用来作菌种了，因为它们是经过杀菌处理的，无法提供活菌。即便是活菌酸奶，常温下长时间存放也会造成活菌数严重下降，不能保证制作酸奶的安全性。

做酸奶尽量选择规范的菌种

现在超市和网店都有很多专用的酸奶发酵菌种，价格不贵，而且还送酸奶机。建议用这种规范的菌种，按使用说明的要求来发酵酸奶，安全性会更高。很多菌种产品含有多个菌种，但其中必须有的两个菌种是保加利亚乳杆菌和嗜热链球菌。这是因为只有它们配合发酵，才能做出酸奶的传统状态和口感。双歧杆菌等有益菌虽然很珍贵，但它们是厌氧菌，家庭发酵时无法保证厌氧条件，因此并不能指望菌种中的有益菌都能在做好的酸奶中大量存活。

做酸奶用常温奶就可以

做酸奶时，可以用冷藏的巴氏杀菌奶，也可以用常温储藏的牛奶（灭菌奶）。发酵时需要把温度升高到40摄氏度，如果用冷藏的巴氏奶，温度上升会更慢。灭菌奶产品几乎是无菌的，直接在刚刚打开的奶里倒入菌粉，然后摇一摇，让发酵菌种和无菌的牛奶混在一起，然后放在合适的温度下保温，就可以做成酸奶。

> 需要提示的是，做酸奶用的菌粉需要按照说明冷藏保存，在保质期内使用，使用前拿到室温下回暖。

? 做酸奶用新鲜牛奶还是全脂奶粉

就做酸奶的效果而言，鲜奶和奶粉没有明显差异。奶粉可以按照蛋白质含量来加水稀释，兑成新鲜牛奶的浓度。市售100克牛奶的蛋白质含量约为3克，如果100克奶粉的蛋白质含量是21克，那么它就可以加入7倍的水兑成奶液。喜欢浓稠口感的人，可以在牛奶中加入奶粉，或奶粉少加水兑浓一点，再加入菌种发酵，可以做出来特别浓厚的高蛋白酸奶。

冷冻母乳也可以用来做酸奶

哺乳期妈妈挤出的母乳太多，如果宝宝喝不完，也不要扔掉。可以先冷冻起来，使用前取出放入冷藏室，经过一夜化冻之后，拌入一些成年人吃的全脂奶粉，再加入酸奶菌种，发酵后做成酸奶。

1份重量的普通奶粉溶在4份重量的热水中，再加等量的母乳。例如，先用奶粉冲泡成400毫升的超浓奶液，再兑入化冻母乳400毫升，混匀，就是800毫升的发酵奶液了。这样，蛋白质含量就能达到酸奶制作的最佳浓度，而且保留了母乳中的活性物质。

在混合好的奶液中加入菌种摇匀，放入酸奶机里，发酵几小时，刚凝固时就从酸奶机中拿出来，冷藏保存。这就是"母乳加强版酸奶"啦！吃之前再加一点蜂蜜或果酱调味，营养好，口味也正常，老人、宝爸宝妈和1岁以上的儿童都可以食用。

❓ 如何用婴儿奶粉做酸奶

1岁以内的婴儿配方奶粉蛋白质含量约只有牛奶的1/3，且酪蛋白很少，以乳清蛋白为主。做酸奶主要靠足够的酪蛋白，所以单靠婴儿配方奶粉做不成酸奶。不过，如果一些婴儿奶粉剩下了，可以用和母乳做酸奶一样的策略——把它和普通奶粉混合起来。如果100克普通奶粉含21克蛋白质，那么先用1份奶粉加10份热水，配到蛋白质含量约2%的浓度。再加等量的婴儿奶粉，放凉到40摄氏度左右，再加菌粉搅匀，保温发酵到凝固即可。

> 需要注意的是，婴儿奶粉（包括母乳）中乳糖含量高，所以加入婴儿奶粉后，凝固速度会比没加入的更快。发酵时保温时间要适当缩短，否则会过酸，还会析出很多乳清。

🥣 做酸奶不成功，可能是奶质有问题

做酸奶时，有些奶能做成功，另一些则凝固不佳，有可能是奶源质量

的问题。散打的奶非常容易细菌超标。虽然在做酸奶前把它煮沸，杀了菌，但煮沸之前曾经有好多细菌，它们所分泌的蛋白酶已经把牛奶蛋白切碎了，做酸奶时就很难变成凝固状态。酸奶凝冻就是蛋白质形成的凝胶，需要牛奶蛋白质大分子的完整性。如果奶中蛋白质含量过低或抗生素残留太高，也很难做成像样的酸奶。

自制酸奶容易乳清析出

自己做的无增稠剂酸奶有个特点：刚凝固的时候质地很均匀，放一两天酸奶凝冻就会收缩，有淡黄色的液体与凝冻分离。这种液体就是乳清，其富含钙、维生素B_2和其他水溶性维生素，还有乳清蛋白（增肌蛋白粉和婴儿奶粉的主要成分），可以直接喝掉，倒掉就浪费了。所以，不要被自制酸奶"出黄水水"吓到，否则就赶紧去买增稠剂吧。

? 低脂酸奶怎么做

低脂酸奶制作时，只需要用脱脂奶粉或低脂牛奶作为原料，正常加入菌种发酵就可以了。乳酸菌很适应低脂肪的环境。不过，低脂酸奶形成的凝冻更为脆弱，所以蛋白质要更浓一些才容易成功。如果想加入其他不饱和脂肪，可以等脱脂酸奶做好之后，再添加杏仁油、橄榄油、亚麻籽油等搅拌，味道更容易接受。

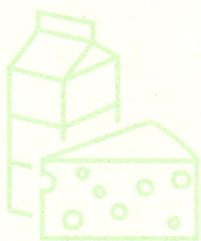

喝奶的健康叮咛

奶类对三高人群有益处

奶类中的钙和消化后产生的活性肽对控制血压是有利的。牛奶还有利于降低尿酸。如果有高脂血症、高胆固醇的问题，建议喝低脂奶或酸奶。纯牛奶、巴氏杀菌奶都是不加糖的，血糖指数（GI）不到30，糖尿病患者可以喝。牛奶中自带4.6%左右的乳糖，但乳糖升血糖非常慢，所以只要不额外加其他的糖就不必顾虑。

结核病患者喝牛奶、羊奶、马奶都好

牛奶、羊奶、马奶均为肺结核病患者的极佳食物（如果小肠消化正常的话）。它们能提供优质蛋白质、丰富的钙，以及相当数量的维生素A和B族维生素。但马奶产量很低，难以商业化。

乳糖不耐受的人喝奶时可以搭配其他食物

喝牛奶后发生肠鸣、胀气、腹泻通常属于乳糖不耐受，在配合其他食物一起吃的时候，感觉会舒服一些。所以可以将牛奶搭配燕麦煮成牛奶燕麦粥，搭配面粉做成牛奶馒头等。有些人喝凉牛奶拉肚子，喝热牛奶就没事，这是因为冷刺激本身会促进肠道蠕动，再加上轻度乳糖不耐受的作用，使部分人喝凉牛奶容易拉肚子。配合热的主食往往会减轻这种症状。

对牛奶急性过敏者不能食用任何牛奶产品

对牛奶急性过敏的人有多种情况：有的是对乳清蛋白过敏，也有的是对酪蛋白过敏；有的是对蛋白质三维结构中的一个空间结构敏感，也有的是对肽链上的线性位点敏感。所以，牛奶经过加热也未必能消除过敏问题。总之，对牛奶急性过敏的人，任何牛奶产品都不能食用。

巴氏杀菌奶、灭菌奶比生牛奶更好消化

牛奶加热会导致乳清中的蛋白质变性，由原来的球状蛋白解开成为链状，更易于被酶水解。然而，牛奶的酪蛋白很耐热，市售奶制品的加热强度对酪蛋白结构的影响不大。市售巴氏奶加热程度更低，对蛋白质影响更小。

另外，经过加工的市售巴氏杀菌奶或灭菌奶，是经过均质处理的。均质使大脂肪球变成微小的脂肪球，脂肪球粒径减小而总表面积加大，更有

利于脂肪酶在水-脂肪界面上的消化作用。同时，牛奶乳脂肪球原本完整的磷脂膜被破坏，使得原来被膜阻隔的脂肪酶可以进入脂肪球中，去水解甘油三酯。故而，经过加热和均质处理的巴氏杀菌奶和灭菌奶都比生牛奶容易消化。

低乳糖奶口感甜，但血糖指数低

零乳糖牛奶、低乳糖牛奶或"舒化奶"是用乳糖酶把乳糖水解而制成的产品。乳糖本身甜度只有白糖的20%，但乳糖水解会变成葡萄糖和半乳糖，它们的甜度是白糖的70%～80%，所以低乳糖奶的口感变甜了，但据国内测定，它的血糖指数较低，糖尿病患者可以适量喝。

牛奶喝不下，可以做成花色饮料

如果家人喝不下牛奶，不喜欢奶膻味，只能接受各种甜饮料，可以考虑把牛奶和各种有香味的"蛋白质饮料"或谷物饮品兑在一起。

例如，把杏仁露、椰汁、核桃乳、大米乳、燕麦乳之类加热到六七十摄氏度，然后等量兑入牛奶，刚好是可以喝的温热状态。兑入原味的牛奶之后，饮料中的糖分被稀释，甜度下降，奶膻味也减轻了，算是一种营养价值较高的低糖饮品。同样还可以把牛奶兑到热豆浆、热醪糟等液体当中，喝起来也很舒服。

刚做好的酸奶可以直接热乎着喝

好多人知道酸奶好，但因为怕凉，对它敬而远之。其实温度根本就不是喝酸奶的障碍。自制酸奶，刚从酸奶机里拿出来的时候就是热乎乎的，可以直接喝，适合胃肠怕凉的人。如果对温热程度的要求不那么严苛，可以直接把酸奶放在室温下半小时以上再喝。

怕凉，酸奶与温热的藕粉混着喝

即便是外面买来的凉酸奶也没关系，用少量冲好的藕粉，趁着还烫的时候，把凉酸奶倒进去搅一搅，温度正好是不烫不凉，搅匀马上喝，口感非常惊喜。不用担心里面的菌死掉，酸奶菌在短时间内耐受40多摄氏度是没问题的，只要不长时间放置就行。

做姜撞奶最好选择水牛奶

普通牛奶的蛋白质和脂肪含量不够，做姜撞奶很难成功，除非额外再加奶粉增浓。水牛奶相比普通牛奶有更高的蛋白质、脂肪和乳糖含量，做姜撞奶更容易成形，而且做出来更美味。

醪糟配牛奶非常美味

醪糟和奶类混合有可能引起牛奶沉淀，但是完全无毒。这是因为牛奶蛋白在酸性条件下会沉淀，与酒精混合也容易沉淀。老北京的"宫廷奶酪"就是用醪糟加牛奶做成冻状甜食，风味独特，极为美味。只是这样做会增加糖含量，不适合需要控血糖的人。

大部分"植物奶"不能替代牛奶

以坚果、油籽、杂粮、椰子等为原料的"植物奶"，常被人们认为是牛奶的替代品，但它们中的钙含量比牛奶少得多（除非额外添加钙），蛋白质和维生素含量也不足，而且不是加了糖，就是用酶水解淀粉的方式增加了糖含量，碳水化合物比例过高，不能媲美牛奶的营养价值。真正能够替代牛奶的，只有强化了钙和维生素A、维生素D的高蛋白豆奶。建议细看包装上的食物成分表，100毫升产品中蛋白质要达到3克以上，钙要达到80毫克以上，并添加了多种维生素，才能替代牛奶。

什么人每天可以多喝奶

孕期和哺乳期的人对钙和蛋白质的需求量大，以每天300～500克牛奶为宜。发育期青少年每天喝500克牛奶也是合适的，特别是十几岁快速长个子的时候需要更多的钙。但学龄前儿童胃口有限，如果过度依赖奶类，每天喝两三杯，可能会影响其他食物的摄入量。孩子蔬菜有没有吃够量？主食量够不够？杂粮豆类坚果有没有经常吃？这是父母要注意的。

什么时间喝奶好

如果您有乳糖不耐受（喝牛奶后感觉腹胀甚至腹痛、腹泻）问题，那么不要空腹喝牛奶，也不要大口喝得太急。在餐中或餐后喝，不舒服的感觉会轻一些。"空腹不能喝牛奶"这个说法，主要是针对乳糖不耐受者，而不是因为牛奶的营养在空腹时不能被吸收。

如果没有不耐受问题，那么什么时候喝牛奶都可以，包括空腹时。按等热量来评价，牛奶是一种饱腹感很强的食物，它适合作为应急时的疗饥食品。两餐间喝一杯牛奶，能让人在餐前心平气和，不觉得饿。

牛奶是早餐的极好食材，配合面包、馒头、早餐谷物，能加强营养，降低血糖指数，延长饱腹感的持续时间。饭前半小时喝牛奶，能有效压制餐后血糖上升速度，也有利于预防饮食过量。运动之后及时喝牛奶有利于增肌。

? 早饭能用奶酪来替代肉类供应蛋白质吗

奶酪一片通常只有十几克，而且其脂肪含量比蛋白质还高，所以作为早餐蛋白质来源来说，用一片奶酪还不太够。可以用一片奶酪加一个鸡蛋，但尽量不要用油炒蛋，因为奶酪所供应的脂肪就够多了。也可以用一片奶酪加上一杯豆浆，因为豆浆含有植物固醇，饱和脂肪又很少，更适合和高脂肪、高胆固醇的奶酪相配。

? 牛奶和豆浆可以一起混着喝吗

牛奶和豆浆只是在蛋白质方面有点重复，在其他方面都很互补。牛奶含钙多，豆浆含钙少。牛奶含有维生素A、维生素D，而豆浆没有。豆浆含有异黄酮、低聚糖和膳食纤维，而牛奶没有。世界上有各种"双蛋白"饮料——牛奶和豆浆的混合物。因此无须担心它们的安全性。而且，牛奶和豆浆的混合饮料，既减弱了牛奶的膻味，也减弱了豆浆的腥味，非常美味。

? 含有麦芽糊精的奶粉会升高血糖吗

选购奶粉时，最好优先选择纯的奶粉（属于乳粉），而不是添加麦芽糊精的奶粉（属于调制乳粉）。不过，即使买了这样的奶粉也无须担心。一包400多克的奶粉中，通常只加入了几十克的糊精，而冲一杯牛奶只需要30～40克的奶粉，其中仅含有几克糊精而已。牛奶中的蛋白质本身就有帮助压制血糖上升速度的作用，所以喝这样的奶粉也不会使血糖升高速度过快。

? 酸奶含糖太多，怎么办

如果家里有含糖量较高的酸奶，又不想摄入过量的糖，就可以把自己做的酸奶（不加糖）和这种太甜的酸奶1∶1混合，每次用掉半瓶，混合之后平均含糖量就会降低。还有一种方案，就是把过甜的酸奶和纯牛奶或巴氏奶等量混合，然后在酸奶机中保温1～2小时。这样，牛奶就变成酸奶了，糖也就被稀释到一半浓度了。42摄氏度发酵1～2小时之后，酸奶混合物也变得热乎了，特别适合怕凉的人。

如果喝牛奶长痘痘，就不要喝牛初乳

如果喝牛奶有致痘反应的话，就不要喝牛初乳。这是因为，牛初乳中胰岛素样生长因子（IGF-1）的含量比普通牛奶要多得多，它正是导致长痘的元凶之一。

刚生下来的小牛犊和小婴儿都需要飞快地生长，所以他们需要大量的生长因子。人类的初乳和牛初乳一样，都含有大量的IGF-1。但是，成年人已经不需要那么快的细胞增殖速度了。

一些身体特别弱的人喝牛初乳可能有好处，会促进身体修复，对提高抗感染能力可能也有帮助。但健康成年人就不必非要喝这类产品了。再说，免疫反应并不是越强越好。原来太低的升高点好，原来不低的就没有必要升高到异常水平了。

糖尿病患者不一定非要喝脱脂或低脂牛奶

在一日总脂肪摄入量并不过多的情况下，没有研究证明选择脱脂或低脂牛奶对血糖控制更有利。甚至有研究提示，喝无糖、低糖的全脂酸奶，要比喝脱脂、低脂但加了很多糖的酸奶更有利于防肥和控血糖。对体脂率过高的糖尿病患者来说，少加点炒菜油，少吃加了油的主食（比如油酥饼、油煎饺子/包子、炒面等）倒是真的对改善胰岛素敏感性有好处。

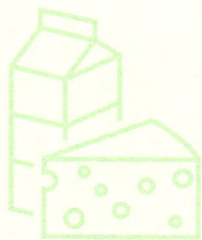

聪明选购奶类

❓ 全脂奶好还是脱脂奶好

在每天喝250克奶，不吃奶酪和含奶甜点的情况下，没有可靠证据表明喝脱脂奶比喝全脂奶更有利于保持身材。而且，全脂奶有更好的风味，更好的饱腹感，还含有维生素A、维生素D和维生素K。

全脂奶里面脂肪虽然多一些，但饱腹感和满足感也多一些，在自由饮食状况下，最终全天摄入的热量并不比喝脱脂奶时多。尤其是在一日热量摄入相同的情况下，一杯全脂奶可能比脱脂奶更有利。只有在严格按规定食谱吃的时候，选脱脂奶才能起到减少热量的作用。但如果奶的食用量较多，第二杯起应选择低脂或脱脂奶。

❓ 选水牛奶、牦牛奶还是普通牛奶

普通牛奶是普通黑白花奶牛（乳牛）所产的奶。黄牛、水牛、牦牛等其他类型的牛科动物也可以产奶，只是它们的产奶量远远低于奶牛，因此成本要高得多。其中，水牛奶是第二大牛奶品种，风味更为香甜，口感更为浓厚。

如果只想获得蛋白质和钙等营养素，则普通牛奶是更为经济的选择。如果喜欢浓厚风味，对价格可接受的话，水牛奶和牦牛奶都是不错的选择，网上订购也很方便。此外，除了产地之外，其他地区得不到巴氏奶供应，这些特殊的"牛奶"通常只有常温运输的灭菌奶。

进口常温奶营养不如巴氏杀菌奶

进口常温奶不是优质的代名词，其微量营养素的含量不如冷藏巴氏奶。考虑经济实惠买可以，图优质就没必要买。若用来做牛奶饼干、牛奶面包，需要高温烘焙处理，那么用进口奶粉显然比用冷藏巴氏杀菌奶划算。如果给孩子早餐喝，还是选择新鲜的巴氏奶好。

？ 调制奶、乳饮料还是纯奶

纯牛奶中除了牛奶不能添加任何其他配料；调制奶可以添加不超过20%的其他配料，包括糖、香精、增稠剂和其他风味配料；乳饮料则只需要有10%的配料是牛奶，其他都是添加成分。如果在调制奶中添加香精和麦芽酚之类的增香剂，可以喝出"谜之甜香"；添加乳化剂，口感可以更滑润；添加增稠剂，可以显得更浓厚。还可以加入少量其他配料，如水果成分、巧克力成分、谷物成分等，开发出各种诱人的风味。

无论是牛奶、水牛奶、羊奶还是其他奶类，都有纯奶、调制奶和乳饮料的产品。同样的品牌，会有多种产品类型，可以通过查看产品包装上的食品标签进行辨别。名称中凡是有"饮品"二字的，全都是乳饮料，不属于奶类产品。侧面的"产品类型"中会写明是纯牛奶还是调制奶。再看配料表和营养成分表，凡是100克产品中蛋白质含量低于3克的，大概率是调制奶；如果蛋白质含量低于2克，那就是乳饮料。

高钙奶有添加剂是正常的

牛奶本来就是高钙食物，买普通牛奶也可补钙，不一定非要购买"高钙奶"。100克普通奶中的钙含量大概是100～110毫克，高钙奶至少可达到120毫克，也有高到130～140毫克的。额外添加钙之后，可能影响牛奶天然存在的钙离子-柠檬酸-磷酸-酪蛋白之间的微妙平衡，蛋白质容易沉淀，所以往往要配合增稠剂来加以解决。添加的钙不属于牛奶原来的成分，所以高钙奶也属于"调制奶"的范畴。

无乳糖奶适合什么人

无乳糖的牛奶是专门给乳糖不耐受的人研发的。把牛奶中自带的乳糖用乳糖酶分解成甜味更浓的葡萄糖和半乳糖，喝了之后感觉甜甜的，但蛋白质和钙的营养还在，热量并没有上升，还不容易发生胀气和腹泻问题。但是，做酸奶必须产生乳酸，而乳酸是用乳糖发酵而来的。无乳糖奶中的乳糖已经被分解，不能产生乳酸，所以它不是做酸奶的好原料。

？ 过滤除菌奶有什么优势

在市售牛奶中，"过滤除菌"的牛奶产品最接近于生奶的状态，营养素损失也最小，不过技术含量比较高。它的优势是没有经过加热，所以可以保留牛奶中的一些不耐热成分，比如免疫球蛋白、细胞因子、生长因子之类，以及容易挥发的香气成分。其中的乳清蛋白也没有因为加热而变性。

？ 常温酸奶比普通酸奶更高级吗

常温酸奶都是"杀菌型"的酸奶。也就是说，曾经有很多乳酸菌在奶里活动过，使牛奶变成了酸奶。但是，最后又经过了杀菌处理，把乳酸菌全部杀死了，一个活菌都没有，然后在高温无菌条件下被灌装到复合膜的包装中。这样，里面是无菌状态，外面的菌又进不去，可以在室温下保存6个月。无论盒装还是瓶装，上面都写得清清楚楚——巴氏杀菌处理。

显而易见，常温酸奶的健康价值不如需要冷藏的活菌酸奶，其中活乳酸菌的益处没有了，又经过一次加热杀菌，多少都会降低其营养价值，除了包装额外增加成本之外，谈不上"高级"。但是蛋白质和钙还在，也并非一无是处。一方面，外出携带方便；另一方面，不用耗费电能来冷藏保存，很适合在农村和小城镇等没有冷藏条件的地区销售。

❓ 高蛋白酸奶值得买吗

酸奶产品的蛋白质含量差异较大，**100克酸奶蛋白质含量可以从2.3克到5.0克以上**。我国标准规定纯发酵乳的蛋白质含量最低限是**2.9克/100克**，风味发酵乳蛋白质含量的最低限是**2.3克/100克（GB 19302—2010）**，因为其中加入了牛奶以外蛋白质含量较低的配料。但是，如果额外添加乳清蛋白，或做成"希腊酸奶"之类的产品，发酵后去除了乳清，浓缩了酪蛋白，则其蛋白质含量可以达到**5%**以上。

> 一般来说，蛋白质含量和钙含量高，营养价值也会随之升高。但是，是否要选蛋白质含量最高的，则要看性价比。有些产品蛋白质含量仅仅比平均值高10%，价格却高出50%来，那还不如直接多喝点蛋白质含量没那么高的产品呢。

尽量选择含糖少的酸奶

酸奶中的碳水化合物有两个来源，一是牛奶原料自带的乳糖（含量为**4%~5%**），二是加工时添加的糖。这是因为发酵产生乳酸，而乳酸的酸味口感很刺激，多数人难以接受。要缓和酸味，让口感舒适，至少要加**5%**的糖。所以，选择普通酸奶时，最好选择碳水化合物含量在**9%~11%**的产品。

如果买回来的酸奶碳水化合物含量是**14%**，则意味着其中添加了至少9%的糖。喝1瓶250克的酸奶，就等于喝进去了22.5克糖，已经接近了世界卫生组织（**WHO**）和《中国居民膳食指南（**2022**）》中"添加糖摄入量最好25克以下"的建议量。

？ 买酸乳还是风味酸乳

纯的酸奶学名叫作"酸乳"，它除了牛奶、发酵剂和糖，并许可含有少量增稠剂之外，不能添加其他配料。酸奶增稠剂通常是可溶性膳食纤维类成分，无害健康。想加什么配料自己添加就好了，比如加香蕉粒、葡萄干、坚果碎、谷物圈等，都很美味。

按我国相关国标，"风味酸乳"类产品中可以添加少量其他配料，如水果粒、坚果碎、谷物、豆类等。这类产品往往会添加香精来增强风味。水果风味或含果酱、果粒的酸奶通常比纯的酸乳含糖量更高，香甜味道更浓郁，以便迎合喜欢甜味的消费者。需要注意的是，含果粒、果块、坚果粒等的产品不适合3岁以下幼儿食用，有造成呛噎事故的风险。

？ 无糖酸奶里面有没有糖

俗话说的"无糖酸奶"理论上应当叫作"无添加糖酸奶"，有两种类型：一种是不添加甜味的糖、糖浆和蜂蜜，也不添加其他甜味剂的酸奶，味道是很酸的；另一种是不添加甜味的糖、糖浆和蜂蜜，但添加了不是糖的甜味剂，比如木糖醇、山梨糖醇、赤藓糖醇、阿斯巴甜等的酸奶，味道是甜的。

不过，不添加糖的酸奶中也含有少量乳糖。产品标签上标注的100克产品碳水化合物含量在4～5克之间。这是因为牛奶中天然含有乳糖，而乳糖在发酵过程中约有1/3转化成乳酸。在标注碳水化合物含量时，并没有考虑到一部分乳糖转化成乳酸的问题，所以实际上是原料中的乳糖含量。乳糖的血糖指数低，而乳酸还能压制餐后血糖指数，所以需要控血糖的人无须顾虑它们。

？ 加稀奶油、脱脂奶粉、乳清粉和乳清蛋白粉有问题吗

加入稀奶油可以增加风味的香浓度和口感的满足度，没有什么安全隐患，主要问题是提高了牛奶及酸奶产品的脂肪含量，增加了热量。有些酸奶产品甚至脂肪含量可高达7%以上，口感香滑，适合运动较多的人和偏瘦的人食用。需要减肥和控制血脂的人应当注意，不能放开吃高脂肪含量的牛奶或酸奶产品，喜欢这类风味也只可偶尔少量吃。

加入脱脂奶粉、乳清粉或乳清蛋白粉则可以提高蛋白质含量，同时也可以增加钙含量，提升营养价值。

"儿童奶"并不值得优先选购

市面上大多数所谓的"儿童奶"，为了迎合儿童口味，往往添加了糖、蜂蜜、增香剂等来增加其美味度。它们只是包装小一点，设计萌一点，味道甜一点，营养价值并不比普通牛奶有明显提升，但却容易培养儿童喜好甜味的坏习惯，容易使他们拒绝原味牛奶，并不值得优先选购。儿童最好直接摄入天然风味的普通牛奶。

喝奶粉可以补充营养吗

优质的奶粉可以保存牛奶中绝大部分营养成分，能够帮助补充钙和蛋白质。虽然维生素和风味难免有一定损失，但奶粉重量轻，便于常温储藏，带上飞机也没问题。如果买那种小袋分装的产品就更方便了，在出差时、工作中都可以随时用热水冲一杯。

市售奶粉有老年型、孕妇型、儿童型等很多品种，它们属于"调制乳粉"。所谓调制乳粉，就是对天然奶粉的成分进行调整，去掉某些成分（比如脂肪），添加某些成分（比如铁、锌、某些维生素、某些植物提取成分等）。除了婴儿必须购买婴儿配方奶粉之外，其他人都可以直接买普通牛奶或者纯牛奶粉，当然也可以按自己的需求，选择调制乳粉。

对青少年和年轻人来说，如果喝牛奶不方便的话，可以直接买普通全脂不加糖奶粉（以蛋白质含量超过20%为好，再高些更好），然后再加1片复合维生素矿物质补充剂。这样蛋白质多，微量营养素供应量也大。

成年人不要专门喝婴儿配方奶粉

如果小宝宝的婴儿奶粉没吃完，怕浪费，可以给已经长大的宝宝继续食用：加在普通牛奶里喝就可以了。成年人就不要专门喝婴儿配方奶粉了。如果成年人要喝婴儿配方奶粉，在喝之前，要先评估自己是否有足够的消化乳糖的能力。这是因为婴儿奶粉和普通奶粉相比，蛋白质少，乳糖多，更容易发生乳糖不耐受，补充蛋白质的效率低，价钱还更贵，所以成年人不要专门去买配方奶粉——因为婴儿奶粉贵就贵在要把成人能吃的奶粉改造成消化能力差的婴儿能吃的食物。

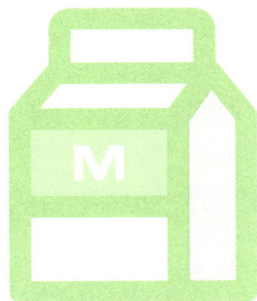

奶类如何安全储存

牛奶最好不要冷冻

对于牛奶这样的乳化体系来说，冷冻能避免腐败，但可能破坏脆弱的乳化体系，使脂肪球膜上的蛋白质变性或凝聚，部分脂肪微球破裂。所以，化冻之后口感可能就没有那么顺滑了，有可能会分层。虽然不影响营养价值，但美味感是会下降的。如果冷冻时间过长，还有可能因为脂肪氧化而失去新鲜风味，产生不良的风味。各种乳白色的汤、豆浆等也会因为冷冻而影响口感，道理是相似的。

巴氏杀菌奶、活菌酸奶和活乳酸菌饮料一定要冷藏

巴氏杀菌奶的杀菌温度只有60～90摄氏度，不能杀灭细菌的芽孢，所以必须冷藏。通常屋脊盒装的巴氏杀菌奶保质期是7～21天，前提是全冷链保存运输。如果脱离冷藏状态，在室温下放置时间长了，就会提前过期变质。

活菌酸奶和活乳酸菌饮料也需要从运输、销售到买回家后全程冷藏。

如果长时间放在室温下，其中的有益乳酸菌就会大批死亡，健康作用会打折扣，风味还会变酸。乳酸菌死亡后的酸奶中仍然含有营养素，而活乳酸菌饮料唯一的好处就是补充活菌，如果常温存放，乳酸菌死亡，饮料中蛋白质和维生素含量不高，剩下的就是大量的糖和酸，就失去其健康价值了。

仔细看看产品"保存条件"

买各种食品的时候，一定要仔细看看包装上注明的"储存条件"，不能仅仅凭经验来判断。注明要在0～10摄氏度储藏的产品，千万不能直接放在室温下，否则就会提前过期变质。注明"常温储藏"或"阴凉处储藏"的，就可以放在室温下。一般来说，杀菌温度较低的、过滤除菌的或含有活菌的产品，都是需要全程冷藏的，买回家后至食用前也一样。

小心不含活菌的伪冷藏产品

一些进口的灭菌奶、酸奶以及高脂肪含乳甜点，经过杀菌或灭菌工艺处理，不含一点活菌，不需冷藏，却摆在冷藏柜里。这可能是超市工作人员不懂，或者是明知不需要冷藏，但为了显示它们的高贵身份，也都放在冷藏区销售。这种伪高档冷藏产品是不值得买的。

冷藏、冷冻可以延长保质期

按化学反应和微生物繁殖的基本规律，一种在20摄氏度的室温下保质期为3个月的产品，如果放在4摄氏度下冷藏，保质期就可能延长到10个月以上。如果放在零下**18**摄氏度的冷冻室保存，保质期又会几倍地延长。所以，酸奶菌粉、奶粉等产品是否"过期"，不仅要看日子，还要看储藏温度。

袋装奶粉要密封严实再冷藏

在长时间存放之后，由于接触空气中的氧气，奶粉中的营养素会逐渐氧化损失。如果空气湿度大，还容易吸潮结块甚至变质。所以奶粉打开之后，一定要注意减少空气进入。奶粉中的维生素B_2特别怕光，所以奶粉不能用透明袋子装，必须用不透明的袋子。袋装奶粉开袋后，要把袋口左右交叉折起来，再在中间折两道，用大夹子夹起来，密封得严严实实的放在冷藏室或阴凉处保存。

大盒牛奶开盒后要冷藏

如果购买了家庭装的大盒牛奶，一次喝不完，开封后要倒入干净杯子中，先喝一部分，其余赶紧盖好封好，放在冰箱冷藏室中保存。尽量不要用嘴直接对着口喝，这样会让口腔中的细菌进入奶液当中，加速它的变质。要在**48**小时之内把剩余的牛奶喝完。

如果家里没有很多人，不建议经常购买大盒饮品。大盒饮品一次喝不完，剩下的既容易变质，也容易因为怕浪费的心理，让自己过量饮用，造成热量过剩而发胖。

网友问答

1. 要不要买蛋白质含量为3.5%的进口奶

问 最近网络上很多进口盒装常温牛奶号称蛋白质含量是**3.5%**，这种奶值得买吗？

答 国产盒装灭菌牛奶和冷藏巴氏杀菌奶中，蛋白质含量达到**3.5%**水平的也很多。消费者可以按需要自由选择。

进口常温保存盒装牛奶保质期为**12**个月，国产的常温奶保质期为**6**个月。因为国外产品漂洋过海而来，运输时间较长，所以保质期也需要更长。这样就需要更长时间的高温加热（**120~140**摄氏度）才能满足储藏时间要求，对风味和维生素的保留率都有一些影响。

由于乳清蛋白质中的含硫氨基酸分解，这种长时间高温加热的牛奶会有一种"加热臭"，和巴氏奶的奶香风味不一样。同时，它也会有美拉德反应产物，赖氨酸有所减少，蛋白质利用率略有下降。不过，大部分营养成分还在。

冷藏的巴氏杀菌奶只经过了七八十摄氏度的加热，风味新鲜，维生素绝大部分能保存。但保质期短，只能在冷藏货架上销售几天到十几天。甚

至还有完全没经过加热过滤除菌制成的冷藏牛奶，营养素和风味保留率
更高。

> 从营养和风味的角度来说，当然是新鲜一些的巴氏奶最
> 好。清香爽口，美味享受。优质巴氏奶的蛋白质含量也
> 能达到3.2%～3.5%，差不了多少。

不过，进口常温奶产品价格往往比较便宜，不在意风味的话也可以购
买。如果特别在意价格，那么不买进口盒装牛奶，而是在优惠活动期间购
买进口奶粉，会更加划算。这是因为按同样蛋白质含量来算，液体牛奶体
积及重量大，运输费用高；而奶粉经过脱水浓缩，运输费用低。此外，灭
菌牛奶的包装盒也不便宜，把利乐包装盒换成包装奶粉的复合膜包装袋，
也能降低成本。

2. 牛奶有点发黄正常吗

回 我买的国产某品牌的牛奶颜色好白，最近喝了一个外国牌子的
奶，倒出来是有点黄色的。这个会不会有问题呀？

答 牛奶有点淡淡的黄色，有两种可能。

第一种可能： 奶里的胡萝卜素多一些，那是好事。牛奶中含有奶油，
胡萝卜素这种色素溶于油脂，使奶油呈现黄色，所以常常称为"黄油"。
特别是在加工程度比较低、乳化不太充分的情况下，奶油中胡萝卜素的黄
色就容易表现出来，使牛奶带有淡淡的黄色。不过，颜色乳白的牛奶，也

不一定是胡萝卜素含量低。因为牛奶经过压力均质处理之后，脂肪球变小，乳化程度提升，散射光线之后，牛奶就会显得比较白。

牛奶里也有核黄素（维生素B$_2$），但它的颜色是淡黄绿色，在做成脱脂奶之后才容易表现出来。全脂牛奶中通常看不出来它的颜色。

第二种可能：加热过度，因为美拉德反应造成轻微褐变。这种黄色表示奶里的多种营养素有损失。美拉德反应是羰基和氨基之间的反应，牛奶中的维生素B$_1$（硫胺素，含氨基）、维生素B$_6$（牛奶中的维生素B$_6$多以"吡哆胺"的形式存在）和赖氨酸都容易因为美拉德反应而损失。

国外的常温奶是漂洋过海运来的，保质期长达1年（我国的常温奶保质期是6个月），因为想延长保质期，所以要大力度地加热灭菌，长时间高温加热后就容易出现轻微的褐变。

无论是哪种可能性，都和食品安全无关。既然已经买来了，就放心喝吧。

3. 奶酪和牛奶如何换算

（问）我想给孩子吃奶酪补营养，奶酪和牛奶的营养应当怎样换算呢？

（答）需要仔细看看奶酪的营养成分表。每一种奶酪的制作方法不同，其中蛋白质和脂肪的含量也略有差异，有低脂产品，有全脂产品，有水分高的，有水分低的，无法一概而论。

通常有两种换算方式。

1 按热量换算。全脂牛奶的热量按平均60千卡/100克来算，奶酪产品的热量值除以60，就是相当于牛奶的量。例如，某款奶酪的热量值是1758千焦，即420千卡，再除以60千卡，结果为7。也就是说，按同样重量计，该款奶酪的热量是牛奶的7倍。（毕竟奶酪是牛奶浓缩而来的产品，水分减少，热量自然就"浓缩"了。）

一片/一角奶酪是多重，需看奶酪包装上的说明。例如，包装上写明1片奶酪为16克，那么它的热量为：420千卡/100克×16克=67.2千卡。也就是说，一片16克的奶酪比100克普通全脂牛奶的热量还稍多一点，相当于100克蛋白质和脂肪含量比较高的"精品"牛奶。250克一盒的普通全脂牛奶相当于多少这种奶酪呢？即250克除以7倍，是34克。

2 按蛋白质来换算。牛奶的蛋白质含量按大致3%计算（实际上市售产品是3.1%～3.6%，取整数），100克奶酪产品中的蛋白质含量除以3，就是相当于牛奶的量了。一般来说，全脂牛奶的蛋白质和脂肪含量基本相当，都是至少3克/100克。

但是，在做奶酪的过程中，会损失乳清蛋白（随着乳清被去除了），只留下酪蛋白；而脂肪却会全部留下来。所以，全脂奶酪的蛋白质含量会低于脂肪含量。如果只想补充蛋白质，不想增加饱和脂肪的话，吃全脂奶酪并不划算，不如直接喝牛奶。

那么，用哪种换算方法更合适呢？奶制品的钙含量通常和蛋白质含量成正比，所以，如果你吃奶酪是为了得到蛋白质和钙，那么使用第二种换算方法。如果蛋白质和钙已经够了，只是为了美味，又怕长胖，那么可以使用第一种换算方法。

4. 喝茶和咖啡加牛奶，会导致骨质疏松吗

问 我经常喜欢喝一些茶以及加了牛奶的咖啡，会不会造成我骨质疏松啊？

答 茶水和咖啡里面都含有草酸、单宁以及其他酚酸类物质，它们会降低食物中钙的吸收利用率。此外，咖啡因会增加尿钙的流失。

但是，一杯茶水或咖啡里到底有多少干扰钙利用的物质呢？这要看你喝得有多浓了。茶越浓，这些妨碍钙吸收利用的物质含量就越高。用1～2克的茶包泡几杯水，平均到每一杯茶水里，所含的草酸和单宁是很有限的，咖啡因总量也非常少。

茶里还有很多对骨质疏松预防有利的成分，比如钾可以减少钙的流失，微量的氟元素有利于强化骨骼和牙齿，茶多酚等抗氧化物质也有利于降低骨组织的炎症反应。近年来的研究认为，骨组织的炎症反应是导致骨质疏松的危险因素之一。

所以，目前未发现喝淡茶会影响骨骼健康。甚至有调查发现，喝茶的习惯有利于预防骨质疏松，前提是消化吸收能力正常。

为什么要说到消化吸收能力呢？因为如果你喝茶之后会拉肚子，那么腹泻会降低钙的利用率，增加骨质疏松风险。请注意，无论什么类型的腹泻，都有增加营养不良和骨质疏松风险的可能性。

有些地区的人喜欢喝浓茶，半壶茶叶泡水，这个并非人人适宜。用少量一点茶叶泡淡茶，只是让水有点味道，变得更清香好喝，这种喝法是不

用担心的。

相比而言，喝咖啡的时候，人们往往会泡得比较浓，咖啡因含量也远高于淡茶。很少有人喝稀释后的淡咖啡。虽然喝咖啡多少会增加一点钙流失，但也没有可靠证据能证明每天喝一两杯咖啡会导致骨质疏松。

欧美国家的人大多每天喝咖啡，但他们也是日常钙摄入量很多的人群。如果喝咖啡时加入牛奶而不是"奶精"（奶精的主要成分是氢化植物油、乳化剂等），就提供了额外的钙来源，总比不加好。同时，咖啡中的钾和抗氧化成分对骨骼健康也是有好处的。

不加奶，单喝茶或咖啡呢？喝进去的草酸和单宁会和胃肠道内其他食物中的钙结合，咖啡因也会使得钙排出增加。所以，对骨骼健康来说，加奶喝是有益无害的。

总之，只要喝茶或咖啡的时候额外加牛奶，牛奶里的钙便足够弥补咖啡因、草酸和单宁造成的钙利用的损失，无需担心。

5. 酸奶冻着吃，益生菌会损失吗

问 我想把水果酸奶冻起来，替代冰激凌，但是冷冻会不会让酸奶中的益生菌死掉呢？

答 冷冻对菌的活性的影响和冷冻技术、基质都有关系。做酸奶发酵菌种的企业会采取各种措施，在冷冻干燥的过程中保护菌能最大限度地保持活性。家庭冷冻的技术有限，冷冻速度较慢，对其中乳酸菌的活性肯定会有影响。

不过，很多市售酸奶并没有足够量的益生菌。益生菌数要到10^8CFU/100克以上才有实效，而我国《食品安全国家标准　发酵乳》中规定，酸奶中的活乳酸菌数≥10^6CFU/100克即为合格。因此有些市售酸奶只达到了10^6CFU/100克而达不到10^8CFU/100克。喝酸奶主要是为了获得其中的钙和蛋白质等成分，而这些都不会因为冷冻而损失，所以就不必太顾虑了。

用冷冻酸奶来替代冰激凌，其实是一种非常健康的吃法。冰激凌里是完全没有益生菌的。冰激凌的糖和脂肪含量也要比酸奶高得多。所以，无论其中的乳酸菌是否死亡，用冻酸奶替代冰激凌作为冷冻甜食，都是一种很健康的做法。

6. 无糖酸奶为何这么贵？应该怎么选

回　我发现市售的无糖酸奶一般会比普通酸奶贵，有必要选择吗？如何挑选？

答　产品的价格其实并不反映其营养价值。价格较贵的产品符合一些小众人士的需求，而这些消费者也愿意为这些产品的研发和推广买单，那么这些产品就可以存在。

一些小众酸奶的需求量小，研发和制作成本高，营销成本高，而且过期卖不出去赔钱的可能性大，因此它就可能比较贵。

要不要买贵的，是消费者说了算。别跟风，理性选择就可以了。具体需要哪一类无糖酸奶产品，那么消费者可以细看产品的配料表和营养成分表，自己做出选择。

如果你买酸奶是为了补钙补营养，那么就以蛋白质为主要指标，选性价比最高的。因为酸奶中的钙含量和蛋白质含量成正相关。

蛋白质含量高的产品价格较高，买蛋白质含量略低又便宜的，喝两倍的量，从获取钙、蛋白质和维生素的角度来说，可能更划算。不过这样热量也增加了，因为两倍的量会喝进去更多脂肪和糖，那就需要通过节约一些炒菜油、少吃其他甜味食物来平衡。

如果为了满足口感，就选脂肪含量高、糖含量中等的（碳水化合物9～12克/100克）。

如果为了低糖无糖，就选碳水化合物含量低的（4～9克/100克）。

如果为了补充某些益生菌，就选有益生菌说明和活菌数量，而且有冷藏条件、近期出厂的。

如果为了经济实惠，就买大袋奶粉、合格菌种和酸奶机，自己做无糖酸奶最划算。按规程操作，凝固后及时冷藏，三天内吃完，安全性也是较高的。

有些消费者由于医嘱和身体条件，必须买某些类型的酸奶，如果身体没有限制，就按你自己觉得最愉快的方式选择。

2

红白肉类，
适量才健康

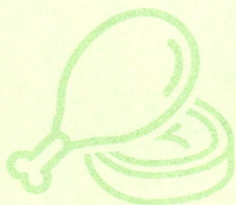

吃肉与健康的关联

？ 红肉和白肉是什么

　　红肉是指猪、牛、羊等四条腿的畜类的肉，白肉是指鸡、鸭、鹅等两条腿的禽类的肉，广义的白肉还包括没有腿的鱼类的肉。曾有科普人士说"四条腿的不如两条腿的，两条腿的不如没有腿的"，从预防心脑血管疾病的角度来说，基本上是没错的。不过，红肉也好，白肉也好，摄入都需要适量。

正确理解"红肉多吃不好"

　　说红肉多吃不好，是说那些日常已经吃肉过多的人，特别是无肉不欢的中年男性，应当暂时少吃，甚至完全戒红肉一段时间，待身体状况变化之后再继续适量吃。而日常吃肉很少的人、蛋白质缺乏者、育龄期女性，特别是有缺铁性贫血的人，是可以正常吃的。

红肉不是"洪水猛兽"

我国营养界从未提倡戒掉红肉，而是提倡红肉限量，而且最好1份肉能配3份蔬菜。流行病学研究可以提示食物与疾病风险之间的关联性，多项研究表明吃过多红肉不利于肠癌、心脑血管疾病和糖尿病的预防，但并不能把"吃红肉"和"膳食不健康"完全画等号。合理的饮食，一要满足多种营养素的充足和平衡，二要合乎个人的体质状态。即便远离红肉，如果其他食物吃得不合理，也很难得到预想中的健康效果。

红肉的优缺点

红肉的缺点： 血红素铁含量高，促进氧化反应和炎症反应；饱和脂肪酸比例高，不利于良好的血脂状态。

红肉的优点： 富含血红素铁，人体容易吸收利用，帮助预防贫血；优质蛋白质丰富，含有8种B族维生素。要多吃还是少吃红肉，要看你的身体状况如何，是否能与这种食物的特性对得上。对贫血、营养不良的人来说，缺乏蛋白质和铁是主要问题，就可以多吃点，得到它的益处；对心脑血管疾病患者、炎症反应过高者和肠道菌群紊乱的人来说，就可以少吃点，规避它的缺点。

每天40～75克畜禽肉是合适的

对于自家烹调的新鲜肉来说，目前的研究证据认为只要少吃点就能避免不良健康结果。《中国居民膳食指南（2022）》推荐健康成年人平均每天吃40～75克畜禽肉，这是红肉和白肉加在一起的量。除非有特殊的医嘱，健康人按这个摄入量吃肉，是无须担心增加心脑血管疾病、糖尿病和某些肿瘤的发病风险的。

畜禽肉的推荐量针对的是不带骨头的纯肉

40～75克畜禽肉的推荐量，是指没有烹调过的生肉（不包括皮、肥肉和骨头）纯瘦肉的量。假如吃带骨头的肉，比如吃排骨时，大约有一半是骨头的重量，那么75克肉相当于150克排骨，不算太少。

鸡肉去皮吃有利于防止发胖

总体而言，吃肉较多的人和很少吃肉的人相比，肥胖风险会比较大。这可能是因为肉类美味促进了食欲，又或者是因为肉类菜肴制作时加入了较多的油、盐和糖，还可能是因为肉类本身所含的脂肪等所致。不过，有研究表明，在总热量不变的情况下，去皮鸡肉有利于防止发胖，带皮鸡肉则会促使发胖。如果用去皮鸡肉替代红肉来供应蛋白质，则有利于预防随着年龄增长而发胖。

吃鸡肉也不要贪多

多年来并未发现吃正常数量的养殖鸡肉有害健康。很多研究都发现，鸡肉不会增加脑卒中和其他心血管疾病的死亡率，也并不会增加肠癌风险。但是，2021年有一项研究对白肉（主要是鸡肉）和数十种疾病风险的关系进行了数据分析，发现和每天吃30克的情况相比，每天再多吃30克禽肉，则胃食管反流病、胃及十二指肠炎症、胆囊疾病和糖尿病的风险分别增加17%、12%、11% 和14%。当然，只是发现多吃禽肉和这些疾病之间有关联，其因果关系是什么还没有弄清楚。研究者认为，可能是因为鸡肉的美味使人多吃而发胖，从而增加了罹患多种疾病的风险。

除了身高快速增长期的青少年、重体力劳动者、需要快速增肌的人和部分运动员之外，一顿吃10个鸡翅或者5个鸡腿这类吃法，都不在正常数量范围之内。

替换掉红肉，降低肾衰竭风险

对新加坡中老年华人的一项长期跟踪研究提示，长期吃过多红肉会增加罹患肾衰竭的风险。如果用鱼类、家禽、豆类等蛋白质来源替代红肉，可以降低40%的肾衰竭风险。

实际上猪牛羊肉相对较贵，禽肉和淡水鱼肉价廉物美，豆类和鸡蛋就更便宜了。既然它们有利于降低疾病风险，正好找个健康理由多吃点。

适量吃肉无害糖尿病防控

美国的一项流行病学研究提示，和很少吃红肉的人群相比，吃大量红肉的人群2型糖尿病的发病风险有所增加。然而，适量吃肉的时候，比如一天就吃几十克（去皮去骨的纯肉），既能增加营养，又有利于保持肌肉，并且不会增加糖尿病发病风险。同时，用少量肉类配合淀粉类食物食用，可延缓消化速度，让餐后血糖波动减小。

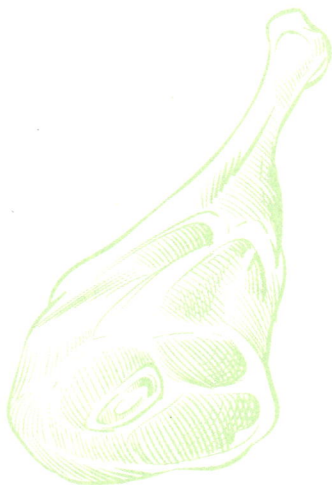

什么人适合吃肉

献血后注意补充适量红肉

献血之前要保证身体状态正常，正常吃三餐，不要饥饿，不要过于油腻，不喝酒，不吃药物，睡好觉即可。献血之后要加强营养，增加红肉供应，保证有足够的蛋白质和血红素铁。此外，每天应有新鲜蔬果供应维生素C，促进非血红素铁的吸收利用，保证血红蛋白顺利合成。注意适当多休息，不劳累。

缺铁性贫血者需要适当增加红肉的摄入量

育龄女性是容易发生贫血的人群，因为每个月的月经会损失血红素铁。如果经血偏多，那么每月丢掉很多铁，即便没有节食减肥且不挑食，也有可能贫血。如果同时日常饮食中肉类偏少或胃肠不好吸收差，贫血风险就更大。患缺铁性贫血的人，日常饮食要增加红肉和红色的动物内脏的摄入量，增加血红素铁的供应，并改善消化吸收功能，必要时服药治疗。

上避孕环可能会增加月经出血量；中年女性患子宫肌瘤比较常见，子宫肌瘤的存在也会增加经血量，带来贫血风险。

孕期预防贫血建议适当吃肉

怀孕过程中血液扩容，血红蛋白含量下降，更容易发生贫血。我国2020—2035年的健康中国目标之一，是把孕妇的贫血比例降低到14%以下。母亲所摄入的铁要满足母亲和胎儿两个人的需求，还要保证胎儿出生之前在肝脏中储存出生后6个月用的铁，所以孕妇的铁需求量比孕前大幅度提升。孕期贫血可能影响胎儿的智力发育，所以准妈妈应当在备孕时和孕中后期注意摄入足够的肉类食物，预防贫血。

产后妈妈并不需要大量吃红肉

新妈妈要产生足够的乳汁供应给宝宝，最要紧的是五谷杂粮和蛋白质的摄入量要充足。由于分娩后的女性月经暂时停止，故而哺乳期对铁的需求比孕后期有所下降，并不需要每天吃大量红肉。鱼类、蛋类、奶类和豆制品都可以提供制造乳汁所需的蛋白质、钙和B族维生素。

宝宝贫血多吃点肉糜、肝泥

如果宝宝贫血，可以给宝宝适当增加些肉糜、肝泥。宝宝是不需要控制胆固醇摄入量的，也不用害怕食物中的嘌呤。胆固醇是每个细胞不可缺少的物质，嘌呤是细胞中遗传物质的重要组成部分，它们都是未成年人生长发育中所需要的物质，所以不必担心吃动物肝脏会影响宝宝的健康。需要注意的是，动物肝脏要选择合格产品，尽量选择具备有机食品、绿色食品、无公害食品认证的产品。

减肥期间最好能适量吃肉

很多人减肥时都会减少食量，容易出现蛋白质和矿物质缺乏的情况。贫血时，人体供氧能力下降，日常精力不足，运动效果减弱，肌肉也容易流失。适当吃点肉类食物，可以在减肥过程中增加蛋白质、血红素铁以及多种B族维生素的供应，预防贫血，维持肌肉。同时，适当吃点肉来搭配主食，也能提升饱腹感，使餐后血糖平稳。

老年人要多吃点炖烂的肥肉吗

对于中老年人来说，为了达到脂肪酸的平衡而刻意吃肥肉和荤油，是没有必要的。肥肉并不是必需脂肪酸的良好来源。需要注意的是，老人不必完全远离红肉，特别是铁、锌等微量元素和蛋白质供应不足的高龄老人，应当适量吃炖烂的瘦肉。每天40～75克的红肉不至于危害心脏。

男性更应比女性少吃点肉

红肉和红色的动物内脏是血红素铁最好的来源，每天吃红肉的人很少贫血。

然而，体内铁含量过高也会提高氧化水平和炎症反应，不利于预防多种慢性疾病。育龄女性因有月经的失血损失，体内铁含量低于男性，所以吃红肉带来的麻烦比男性小。遗憾的是，铁水平高、贫血风险小的男性，吃肉却往往比女性多，所以日常吃肉过多的男性更应注意少吃红肉。

🍚 吃肉太多可以"休息"一段时间

爱吃肉的男性，应适当控制吃肉数量。《中国居民膳食指南（2016）》提出，鱼、禽、蛋类和瘦肉摄入要适量，平均每天总量为120~200克。扣除50克的蛋类，每天鱼类和肉类的总量是70~150克。如果此前吃肉过多，已经有肥胖、高血压、糖尿病、冠心病等情况或血红蛋白含量偏高，那么暂时不吃红色肉类一段时间，可能是有益无害的。多吃一些富含多酚类物质、植酸、单宁等抗氧化成分的全谷物、豆类、蔬菜和水果，降低食物中铁的利用率，对他们更为有益。

❓ 不想吃肉类，可以用仿肉产品替代吗

不爱吃或不能吃肉的人，可用蛋类、奶类和豆制品来提供蛋白质。可以考虑吃各种传统豆制品如水豆腐、豆腐干、豆腐丝、豆腐千张、腐竹等，也可以吃"人造肉"、素鸡、素肉、素鱼段等仿肉豆制品，用来替代熟肉、火腿等供应蛋白质。

如果说缺点，就是这些仿肉豆制品的盐和脂肪含量与肉肠之类相当，如果吃了它们，就不要吃其他含有油盐的食物了，比如咸菜、酱豆腐之类。还要记得，这些豆制品吃之前要用微波炉或蒸锅热一下杀菌。

肉类的选择和购买

吃内脏重要的是控量

　　肝、肾等动物内脏，最好选购具备有机产品认证标志的产品。另外，保证安全最重要的原则是控制数量，吃得少则污染物和胆固醇所导致的健康危害就小。吃10～20克（熘肝尖两三片而已）肝就能起到补充维生素A的效果，无须大量吃。

补铁效果好的肉类食物

　　动物的心脏、肾脏、肝脏和禽类的胗子（在保证检疫安全的前提下），以及牛、羊、猪的红色瘦肉，动物血，是补充血红素铁最好的食物，并且铁的吸收利用率高。不喜欢猪肝和动物血没关系，吃鸡心、鸭胗、牛羊肉等也很好，还比较安全。同时记得补充富含维生素C的蔬果。

胶原蛋白存在于动物皮中

人不易消化完整的胶原蛋白，但胶原蛋白在小火慢炖时会变成可溶于水的明胶，人体是可以消化吸收明胶的。明胶是一种必需氨基酸种类不完全的蛋白质，但其中含有羟脯氨酸和羟赖氨酸，它们是合成人体胶原蛋白的重要原料。人体自己可以合成胶原蛋白，只有在蛋白质摄入不足或人体衰老合成能力下降的情况下，适度补充明胶或胶原蛋白水解物才有利于皮肤的更新。

凤爪、鸡翅、鸡皮、鸭掌、猪皮、猪蹄、鱼皮等都含有较多胶原蛋白，这是它们煲汤冷却后可以凝成冻的原因。如果想摄入明胶，又担心脂肪过量，可以用以上富含胶原蛋白的材料煮成浓汤，然后放到冰箱中凝固，食用时去掉白色脂肪部分，取下面的凝冻即可。

植物多糖不是胶原蛋白

很多人误以为凡是黏稠的食材都富含胶原蛋白，这是概念性错误。胶原蛋白是一种只存在于动物性食品中的蛋白质，植物中是完全没有的。让银耳汤、燕麦粥等黏稠的是一些可溶性的膳食纤维，它们也属于碳水化合物，但其结构和淀粉不一样，不能被人体消化吸收，所以被称为"非淀粉多糖"。

胶原蛋白营养价值并不高

从氨基酸平衡的角度来说，胶原蛋白（包括明胶）的营养价值比较低，完全不含色氨酸这种必需氨基酸，属于不完全蛋白质。不过，吃明胶或胶原蛋白水解物本来就不是为了补充必需氨基酸的。它们也不能替代鸡蛋、牛奶之类的优质蛋白质食物。过多食用时会增加体内草酸的生成量，不利于预防肾结石，对肾病患者来说会增加肾脏负担。

动物心脏胆固醇含量低于肝脏

据《中国食物成分表标准版》（第6版）可知，50克鸡心、鸭心、羊心、牛心、猪心中的胆固醇含量分别是97毫克、60毫克、52毫克、57.5毫克和75.5毫克。而50克鸡肝、鸭肝、羊肝、牛肝和猪肝中的胆固醇含量分别是238毫克、170.5毫克、174.5毫克、148.5毫克和90毫克。显然动物心比肝的胆固醇含量要低得多。

表　常见动物内脏胆固醇含量

食物（50克）	胆固醇含量/毫克	食物（50克）	胆固醇含量/毫克
鸡心	97	鸡肝	238
鸭心	60	鸭肝	170.5
羊心	52	羊肝	174.5
牛心	57.5	牛肝	148.5
猪心	75.5	猪肝	90

动物心脏可当瘦肉偶尔吃

动物心脏的胆固醇含量和瘦肉相比略微高一点，而且B族维生素和铁、锌等微量元素的含量也更高。总体而言，可以把动物心脏当成维生素和矿物质含量更高的瘦肉，偶尔食用，既不影响肾结石问题，也不影响胆结石问题，还具有比瘦肉更高的营养价值。

鸡胗、鸭胗高蛋白低脂肪

鸡胗、鸭胗都是经典的高蛋白低脂肪食材，而且和鸡胸肉相比，血红素铁含量更多，适合健身增肌、贫血减肥的人士。

鸡胗胆固醇含量略高但无须担心

鸡胗胆固醇含量大概是鸡胸肉的3倍，是鸡肝的1/2，和猪大排、猪蹄一个水平。因为它们吃的量也比较少，既不会天天吃，也不会像吃鸡腿和牛排那样一次吃很多，所以平均到每天的量还是很少的。如无医嘱，不必担心。

? 做肝泥必须用猪肝吗

任何动物的肝脏都富含铁和多种维生素，如果要给婴儿做辅食，给家人补充血红素铁或补充维生素A，鸡、鸭、牛、羊的肝脏均可，无须拘泥于猪肝。对宝宝来说，鸡肝质地细腻，口感更好。

低脂肪的肉口感比较"柴"

判断哪种肉脂肪含量高，除了看种类，还要看老幼、部位和肥育程度。对同一种动物来说，排骨和肚腩脂肪含量高，腿肉和里脊脂肪含量低。

无论是鸡肉、牛肉还是猪肉，低脂肪运动型动物的肉都很柴，因为经常运动，所以肉特别硬，筋多，汁少。煮汤还行，炒肉涮肉都不好吃，比较适合长时间炖煮或卤制。经过肥育的动物，瘦肉中脂肪含量高，柔嫩多汁味香浓。所以，涮锅时不会用"瘦牛片"，而是用"肥牛片"。肥羊、肥牛热量和脂肪含量高，可超过30%；羊瘦肉、牛瘦肉则可低于5%。

排酸冷鲜肉口感更好

购买肉类的时候，建议优先购买超市中的品牌鲜肉，选择没有经过冷冻的排酸冷鲜肉。经过排酸处理的肉类柔嫩多汁、味道鲜美，比冷冻的肉类口感更好。买回家后尽量不要冷冻保存，要马上烹调，最多放在零度保鲜盒中存放1～2天，以免冷冻后肉的口感变差。

动物骨髓中饱和脂肪多

骨髓本是一种好东西。与人的发育类似，存在于幼年的猪、牛、羊等动物的骨髓腔中的是能够制造血细胞和淋巴细胞的红骨髓，其中富含铁元素和蛋白质。成年动物的黄骨髓，主要成分就是饱和脂肪、少量氨基酸，再加上少量磷脂，包括卵磷脂、脑磷脂和神经鞘磷脂等（但是还没有蛋黄多），甚至有脂联素等微量有益成分。

> 如果人不胖，血脂不高，可以少量吃。如果已经肥胖，并有高脂血症，不可因为听到"骨髓能补精填髓"就随便放开来吃。

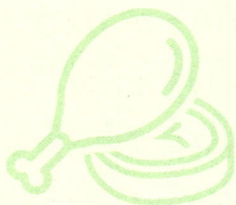

少吃加工肉制品

? 加工肉制品是什么

加工肉制品是指经过盐腌、风干、发酵、烟熏或其他处理，用以提升口感或延长保存时间的任何肉类。

肉类常常做成加工肉制品，如中式或西式的肉肠、火腿、培根、腊肉、午餐肉、咸肉、酱肉等。这些加工肉制品可以存放比较长的时间，从几十天到一两年不等，是古人保存食物的智慧的体现。

然而，这些食物往往会添加过多的盐，以及帮助防腐和发色的亚硝酸钠（"硝"）。过多的盐不利于预防心脑血管疾病和骨质疏松；而亚硝酸钠和肉类中的蛋白质分解产物结合，形成微量的N-亚硝基化合物，会增加罹患消化道癌症的风险。

和新鲜肉类相比，加工肉制品更不能多吃，它增加炎症反应、促发心脑血管疾病和肠癌的效应都比较强。有研究发现，平均每天吃超过20克的加工肉制品，就有增加全因死亡风险的可能。

？ 加工肉制品为什么要添加亚硝酸盐

加工肉制品的制作中常常添加亚硝酸钠，主要是为了起到发色、防腐、增味的作用。

香肠、火腿之类的食物往往当冷盘吃，不会炖煮加热，而且一次制作一大批，也不太可能随做随吃，繁殖致病微生物的风险非常大。其中，一种叫作肉毒梭菌的微生物特别青睐熟肉类的食物，而它所产生的肉毒毒素乃是"天下第一毒"，极易造成细菌性食物中毒，甚至死亡。亚硝酸钠能有效抑制肉毒梭菌产生肉毒毒素，所以，在熟肉制品中少量添加的时候，是有利于保证食品安全的。

同时，亚硝酸盐（钾盐或钠盐）还能起到"发色"作用。亚硝酸钠进入肉类中后，水解为亚硝酸，其中部分分解成一氧化氮，与血红素结合，使熟肉呈现红色。所以，超市中各种熟肉制品的颜色往往更好看，不是家里煮出来那种灰白或褐色，而是美丽的粉红色。

同时，添加亚硝酸盐还会带来一种类似于火腿的特殊风味，有些人非常迷恋这种味道。一些传统肉类制品，如镇江肴（硝）肉、平遥牛肉等，以及很多中式火腿产品，按传统工艺都要"加硝"（添加硝酸盐或亚硝酸盐），才能产生足够"经典"的风味。

？ 添加亚硝酸钠的熟肉会导致中毒吗

在所有食品添加剂当中，亚硝酸钠的毒性几乎是最大的一种。如果大量食用，其分解产物和血红蛋白结合，会导致身体缺氧，皮肤青紫，出现化学性食物中毒。

正规肉制品企业生产的时候，对添加亚硝酸钠发色剂的数量都会严格控制，不会超过国家规定的安全标准，所以不会引起亚硝酸盐中毒。

买加工熟食尽量选择正规厂家生产的

食品安全有不同层次。正规厂家做的冷藏熟食，通常亚硝酸钠的添加量不会超标。但即便如此，经常食用加工肉制品还是会增加肠癌风险，故而加工肉制品已经在2015年被世界卫生组织（**WHO**）列为致癌物。

然而，一些小作坊和餐馆，甚至有些家庭，在自制咸肉、腊肉、肉肠、熟肉、烤肉串的时候，也要加"硝"。因为他们无法准确控制添加量，所以极易出现超标情况，带来食品安全风险，在购买时一定要提高警惕，选择正规厂家生产的。新闻报道中的亚硝酸钠食物中毒案例，绝大多数都是餐馆和小摊贩滥用、误用造成的。

亚硝酸钠是一种致癌物吗

亚硝酸钠本身并不是致癌物。在发色之后，绝大部分亚硝酸钠被分解变成一氧化氮，和肌红蛋白结合而被消耗。不过，即便添加量不超标，总难免有一小部分残留的亚硝酸，可能和肉类中微量的氨基酸分解产物——

胺类结合，形成*N*-亚硝基类致癌物。这类物质与消化道癌症的发病风险有一定关联。换句话说，会增加食管癌、胃癌和肠癌的风险。所以，添加亚硝酸盐的肉制品，还是不要经常吃为好。

? 怎么知道肉制品中是否含有"硝"

购买有包装的加工肉制品时，只需要仔细看一下"配料表"。绝大多数肉制品的配料表中都有亚硝酸钠这个成分，即加了"硝"。如果熟肉没有包装，看不到配料表，就直接看肉的颜色。比如，不加亚硝酸钠的酱牛肉是浅褐色的，加了酱油来卤制，就是深褐色的，不可能是粉红色的。加入红曲或其他红色素染色的熟肉，其表面是红色的，但内部颜色并不是红色。而用亚硝酸盐发色的肉类，从内到外都是均匀的粉红色。

红肉加工制品对健康不利

多吃红肉加工制品，不仅增加高血压、冠心病和糖尿病的患病风险，还增加罹患乳腺癌、前列腺癌、肠癌等多种癌症的风险。红肉加工制品包括香肠、灌肠、火腿、培根、咸肉、腊肉、午餐肉之类，以及添加亚硝酸钠的酱卤肉。家庭煮的猪、牛、羊肉，颜色是灰白色乃至褐色的，人均每周500克以内就不会造成健康危害了。

加工肉制品可以作为年节食物

根据目前的研究证据，香肠、火腿、培根、咸肉、腊肉、午餐肉之类的加工肉制品，只要平均每天吃20～50克就会产生不良影响。所以，还是不要怕麻烦，购买新鲜肉类，自己在家里炒肉炖肉比较好。

虽说如此，毕竟加工肉制品不是毒药，除非成年累月经常吃，偶尔吃一次并不可怕。所以，可以把它们作为过年过节的特殊享受。

加工肉制品往往高钠

加工肉制品通常都含有高水平的钠。因为它既含有很多盐（多加盐能改善肉制品的保水性，也能延长货架期），又往往含有增鲜剂（味精、鸡精和核苷酸钠也属于钠盐）。这对于控制高血压是非常不利的。

小心香肠里面肥肉多

中国传统香肠都含有大块肥肉，肉眼看得见。西式灌肠和午餐肉就隐蔽些，是把肥肉打成细细的肉糜混在原料中。宣称无淀粉的香肠，不等于里面没有加入大量肥肉。因为不加肥肉的话，香肠就会很干很硬，不好吃。所以，即便是从控制脂肪的角度来说，香肠和午餐肉之类的食物也只可偶尔吃，不能大量、经常吃。

？ 肉罐头还有营养吗

肉类罐头经过长时间高温灭菌处理，肉中的蛋白质、脂肪和矿物质不受损失，但B族维生素损失较大。

肉类罐头的一个较大问题，是在加工中增加了脂肪的含量。比如，肉肠和午餐肉罐头中，脂肪含量都比纯瘦肉高得多。这是因为添加脂肪可以使肉罐头柔嫩多汁，而全是瘦肉就不太好切片。适当添加谷物淀粉、植物胶等是有益无害的。还有一些肉类罐头，比如红烧肉等，其中肥肉比例较高。

此外，部分肉罐头添加了亚硝酸盐，含钠量也很高，属于加工肉制品。这类产品是不宜长期大量食用的。到底有没有添加亚硝酸钠/钾，请细看配料表；含有多少蛋白质、多少脂肪、多少钠，请细看包装上的营养成分表。

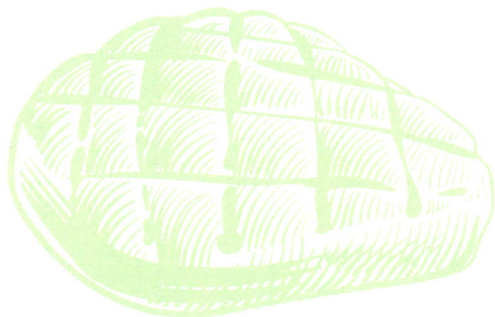

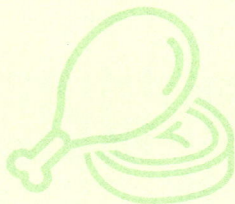

肉类合理烹调的知识

🍽 肉类一定要彻底做熟

食用肉类的时候，一定要彻底炒熟、炖透，肉块中间温度必须超过各种细菌和病毒的死亡温度，不要简单爆炒1～2分钟就出锅或吃半熟不熟的肉类。没有什么活细菌和活病毒能扛住100摄氏度的高温考验。

🍽 烧烤过热的肉类有害健康

中国人常用的炒肉、炖肉的方式，蛋白质和脂肪的受热温度不超过100摄氏度，不会产生致癌物。但加热至200摄氏度以上时，蛋白质会产生杂环胺类致癌物，脂肪氧化加速，而且可能产生多环芳烃类致癌物。有研究提示，杂环胺类致癌物摄入量大的人，糖尿病风险也会显著上升。同时，食用过多烧烤肉类还可能增加痛风的危险。

所以，烤肉店和串吧还是偶尔光顾吧，不要经常用吃含有致癌物的高温肉类来狂欢！那些本来就超重肥胖的人、炎症反应较高的人，更要节制。

尽量不要用明火、炭火烤肉

明火、炭火烤制的肉类尽量少吃，因为这些烹调方式无法控制温度，无法避免局部过热，所以不可避免地会产生多种致癌物，包括杂环胺、苯并芘等多环芳烃，以及丙烯酰胺。

> 相比而言，用能够控温、控时间的烤箱和电饼铛烤制鱼肉类食物最为安全。烤到颜色金黄、表面香脆即可，不要让肉类过热，若产生明显的黑色的焦煳部分，那可就难免含有致癌物了哦！

? 烤肉温度具体应设置为多少

只要温度超过120摄氏度，就会产生丙烯酰胺类物质（一种疑似致癌物，但毒性不高）；到了200摄氏度，含蛋白质的食物就会产生杂环胺类致癌物。对含有脂肪的食物来说，再升高温度，还会产生苯并芘等多环芳烃类致癌物。如果用烤箱烤肉，只要调节温度不超过200摄氏度，表面也没有焦煳，那么就表明产生的杂环胺类和多环芳烃类致癌物微乎其微。

吃烤肉时配点蔬菜

如果一定要吃烤肉，去卫生等级B级以上的烤肉店，或自己用烤箱烤，不要吃街边炭烤。研究表明，吃烤制鱼肉类食品的时候，多配合生的绿叶蔬菜、番茄酱、柠檬汁、各种香辛料等，有利于降低致癌物的危害。

吃烤肉的6条健康原则

1　避免吃室外炭火烧烤。

2　避免焦煳，弃除过度变色的部位。

3　控制吃肉的总量。

4　烤肉前用香辛料腌渍，加番茄酱和柠檬汁调味。

5　配合大量生蔬菜和烤熟的薯类。

6　此后几餐多吃蔬菜、水果和杂粮。

电饼铛也可以烤肉

电饼铛能烤馒头片、面包片，做烙饼、锅贴，做煎饼，烤鱼，烤肉，烤蔬菜，烤坚果，烤红薯片，等等。自动定时，两面火或一面火都可以，既省油又方便。对中国人而言，比烤箱使用频次高，而且它是直接传热，烤制效率高，加热时间短，相对省电。

肉类焯水后铁元素不会大量流失

肉类中的铁主要存在于肌肉中的肌红蛋白里。肌红蛋白是不会因为焯水而流失的。对于血放干净的合格肉类来说，肉中只有很少量的血水，这些可焯水去除的血水所含的血红素铁总量不大。所以，肉类焯水之后再炖煮，并不会引起铁元素的明显损失。

做肉最好起锅时再放盐

清炖肉类的过程中不用加盐，炖好之后起锅时再加。用肉汤煮菜的时候，同样等菜煮好之后再放盐。用熟肉炒菜时，也是起锅时再加盐或酱油等咸味调味品。先放盐既增加维生素的损失，又不利于肉类迅速变软。即便是做红烧类菜肴，大部分盐和酱油也应当在后半程放。

? 小火慢炖为什么会使肉质软嫩

肉质"老"很大程度是因为肌肉纤维和肌肉束的筋膜。筋膜厚且强韧，肉嚼起来就很硬。如果在70～90摄氏度下慢炖，随着时间的延长，筋膜中的胶原蛋白逐渐解体成为亲水性强的明胶，肉就变得软嫩了。炖牛腱子、卤牛肉都是利用了这个原理。炖红烧肉要想得到足够好的口感，也需要延长炖制时间。一般来说，炖猪肉1.5小时以上、炖牛肉2小时以上，可以获得比较满意的效果。火力一定要足够小，使其处于接近沸腾但又没有沸腾的状态，才能最好地软化胶原蛋白。

骨头汤不能补钙

尽管动物体内钙量的99%存在于骨组织中，但主要是以羟磷灰石晶体的形式存在，不溶于水。其他形式还包括微量非结晶状态的磷酸盐/柠檬酸盐和碳酸盐（也难溶于水），以及微量存在于血液和细胞中的钙离子。所以，骨头就是动物体内储藏钙的大仓库。

但是，正因为骨头中的钙是"坚强"的不溶状态，所以很难被煮出来。

> 早在1999年就有研究论文探讨了不同烹调方法对骨汤中钙含量的影响（蒋卓勤等，1999）。研究表明：用完全不含有钙离子的三蒸水来煮骨头汤，结果汤中钙含量低到可以忽略；然后又用压力锅，加大压力煮上2小时，也未能明显增加骨汤中的钙含量。所以，骨头汤并不能补钙。

不过，这并不是说骨头汤毫无可取之处。其中溶出了部分明胶、多种氨基酸、B族维生素、钾，煮出来的脂肪也不全是饱和脂肪，其中含有骨髓中的磷脂。用骨头汤来煮蔬菜是很美味的。

奶白色的汤脂肪多

一些久熬的浓汤会呈现乳白色，是脂肪乳化带来的光学现象，和营养价值的高低风马牛不相及。就是说，脂类物质被蛋白质、磷脂等成分包裹，形成的微球均匀分散于水中，引起光线散射而变成乳白色。

在煮棒骨、煮鸡皮、煮鲫鱼、煮烤鸭鸭架、煮蛋黄时，都会溶出一些明胶或其他可溶性蛋白质，还有各种磷脂，它们具有天然乳化剂的效果。在水沸腾的状态下，蛋白质和磷脂可以帮助脂肪微球稳定地分散于水中，故而汤就能煮成乳白色。

脂肪含量越高，则乳白色越浓郁，汤越黏稠，所以做鲫鱼奶汤时，鱼一定要用油煎过，否则汤就会太稀。正因如此，喝浓浓的乳白色汤，意味着喝进去很多脂肪，热量不可忽视。

美味又低脂的鸡汤和鸡肉

仅仅用鸡胸肉来煮汤，是很难鲜美好喝的。要带着鸡皮来煮鸡汤，最好是整只鸡都切块一起煮，微火慢煮1小时，把各部位的鲜味和胶原蛋白煮出来，汤就好喝了。

表面有油不用担心，只需把上层部分的汤撇出来，放在冰箱里，脂肪就会凝固。然后把油分离出去，就可以放心喝美味的鸡汤了。去油鸡汤的脂肪含量低于1%。

然后再把煮过的鸡肉捞出来，去掉皮，就是低脂的鸡肉了。把它去骨撕碎，可以用来拌沙拉；把熟鸡肉切碎，可以用来作为炒饭、煮粥的配料，这样就不觉得口感发柴了。

肉汤中的脂肪可以用来煮蔬菜

煲鸡汤，以及煮羊肉、煮排骨的汤，可以直接撇去上层的油脂。也可以在汤不烫手后装入大盒，放到冷藏室或者冷冻室冷却。等下面的汤已经成了凝冻状，上面的脂肪也凝固了，就可以分离出上面的大部分脂肪。

剩下的少油肉汤，可以用来煮蔬菜。也可以用来做水油焖菜，每次加半碗肉汤，煮沸后加入蔬菜，焖2分钟即可。

> 肉汤上层溶有肉香气的油脂，不想扔掉的话，可以利用起来做炖煮菜。如果担心摄入过多饱和脂肪，可以和等量的亚麻籽油或核桃油混合之后，再用来做炖煮菜或水油焖菜。这样混合油的饱和程度就大幅度降低了。

肉汤中的脂肪不要扔进下水道

肉汤上层凝固的脂肪，如果不想要可以扔掉。请注意千万不要扔进下水道，而要扔到厨余垃圾袋里，因为凝固的油特别容易堵塞下水道。

肉丝肉片搭配蔬菜炒

每天吃40～75克的肉类，如果做成红烧牛肉那种大块肉来吃，会显得数量比较少，不太过瘾。但如果切成肉丝、肉片、肉丁、肉末等，配合蔬菜一起炒着吃，一份肉类配三份蔬菜，就显得比较丰富了。相比于大块吃肉，肉菜搭配的方式更有利于食物多样化，而且红肉总量也不容易超标。在某种意义上，这是我国饮食传统的一种智慧。

肉类化整为零的吃法

备孕营养中特别关注血红蛋白水平，是因为孕早期往往吃不下去东西，很难把已有的缺铁性贫血调整好，而直接补充铁剂，也容易给消化系统带来不适。

不太喜欢吃肉的贫血者，可以把富含血红素铁的食物化整为零，比如将鸭血、猪血片放在汤里，肉末煮在粥里，肉馅和蔬菜混合后放在饺子、馅饼里，盐水鸭肝切碎后放在凉菜里……每一餐都有点富含血红素铁的食物。等食欲逐渐提升，再慢慢加量，别着急。

涮羊肉搭配薯类吃

吃涮羊肉的时候，用什么来作主食合适？答案并不是油炸烧饼，也不是绿豆面条，而是土豆片和红薯片。它们是B族维生素和维生素C的来源，更含有丰富的钾和镁，它们口感绵软又富含膳食纤维，能提供饱感又能养胃。此外，不少人大量吃羊肉之后血压会上升，而多配些薯类和绿叶蔬菜就是对抗升压最好的措施。

? 熬浓肉汤是不是特别滋补

有人认为浓肉汤特别滋补。比如把牛肉切碎，小火慢煮几小时，让汤变得非常浓稠，给那些吃大块肉无法充分消化的体弱者来补充营养。但也有人认为肉汤没有什么营养，营养都在肉渣里。实际上，肉汤里的确含有肉类中的很多营养成分。如可溶性含氮物，包括氨基酸、小肽肌酸、肉碱、肌醇、核苷酸、可溶性蛋白质等；还有8种B族维生素，以及肉中的钾元素等。对于消化能力特别弱的人来说，这些极易被人体利用的营养成分是有意义的。但是，对消化吸收能力正常、能吃大块肉的人来说，没有必要靠浓肉汤来补充营养。由于浓肉汤中嘌呤含量较高，不适合痛风和高尿酸血症患者食用。

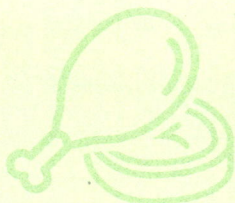

自制美味肉类食物

自制简易肉夹馍

把熟肉夹在馒头片当中，再夹入生菜、黄瓜、生洋葱丝等蔬菜，做成肉夹馍，早餐吃很不错。如果用的是烧鸡的熟肉或是超市卖的酱牛肉，本身已经很咸，就不用额外加入沙拉酱和其他咸味酱了。

自制肉菜沙拉

把鸡肉撕成细丝，或者把已经有咸味的酱牛肉、熟猪肉切成小片，和生菜、苦苣、黄瓜、胡萝卜丝等蔬菜拌在一起做成沙拉，就不用再放盐和沙拉酱了，加点醋和橄榄油即可。如果加一点点芥末油或青芥辣，口感会更好。

自制美味肉菜粥

把肉末炒熟，或者把熟肉切成末，加入煮好的大米粥、小米粥、燕麦粥当中，再加一些切碎的绿菜叶，最后加入打匀的鸡蛋液搅拌一下，再加点盐和胡椒粉，就是一碗美味的营养肉菜粥了。特别适合孩子、老人和消化能力比较弱的人群。天凉时，早上喝一碗，身体热乎乎的，营养也更加全面。

？ 鸡心、鸭心怎么做好吃

鸡心、鸭心质地柔嫩，都适合用来炒食。去掉周围的黄色脂肪，剖开切小块。油锅烧热，先下葱、姜，再放入切碎的鸡心、鸭心，和青椒、竹笋之类的一起炒，最后起锅时加一点点酱油，很鲜、很好吃。另外，白煮后蘸酱油最简单，红烧亦可，做成卤水也很好。

？ 太咸的烧鸡肉怎么做成美食

把熟肉或烤鸡、烧鸡的肉取下来，切成小丁或肉丝用来炒菜，省去盐和酱油。炒菜时，先炒蔬菜，菜快熟时把很咸的肉丁或肉丝加进去，翻炒两下即可出锅。最后用少量生抽淋在菜上面，就不用放盐了。

太咸的肉可以用来煮蔬菜

过咸的熟肉或肉骨，可以加两碗清水，小火煮成汤。等汤蒸发到一碗水的程度，加入一汤匙熟油或香油，再加蔬菜一起煮成水油焖菜，就省去盐了。

带骨肉炖煮多种蔬菜

《中国居民膳食指南（2022）》推荐每天吃40～75克畜禽肉（去骨去皮

去肥肉的重量），很多人都觉得量太少，吃起来不过瘾。但如果吃的是带骨的肉类，骨多肉少，比如羊蝎子、猪脊骨、扇子骨等，就显得数量多了很多。

这些带骨肉类配着蔬菜炖煮食用就更好了。蔬菜不仅能提供抗氧化物质和维生素，还能提供多种膳食纤维，减少肉类中胆固醇的吸收利用率。而肉类中的少量脂肪也有利于蔬菜中类胡萝卜素和维生素K的吸收。

比如，将带肉的羊骨头，加入等量的水，先用汤煲煲熟，或者用电压力锅炖熟，备用。另起锅，先煮沸一小碗水，加入口蘑片煮沸，再加羊肉汤和两块带肉骨头，再煮沸，加入白菜煮沸3分钟，加少量盐和胡椒粉即可。带少量油的肉汤煮白菜特别好吃，加入各种蘑菇就更加鲜美了。

肉丸子的美味做法

做肉丸子时，如果全是猪瘦肉，口感就会太硬。通常用三肥七瘦的肉，但可以用多种方式减小肥肉比例。比如加一点蛋清/全蛋，或一点淀粉，或一点土豆泥，或一点芋头泥等。这样九分瘦的肉就很好吃了。鸡蛋中的磷脂有很好的乳化性，有利于改善丸子的口感。鸡蛋的蛋白受热凝固，使丸子不容易散开。也可以在猪肉之外加一点鸡胸肉、兔肉等，提高瘦肉比例，保水性也更好。

粉蒸肉口感软而不柴

粉蒸肉有很多好处：一是烹调温度不超过100摄氏度，不产生致癌物；

二是无需加入烹调油，肉中原有的脂肪会在蒸的过程中流出来，脂肪含量下降；三是原本脂肪含量比较低的瘦肉，因为有淀粉的保护，水分损失小，蒸出来也不柴；四是蒸的时候可以配合红薯、土豆、芋头、南瓜、蘑菇、木耳等高膳食纤维的食物。

牛肉片、鸡胸肉、鸡翅根都可以粉蒸。大部分市售蒸肉米粉中已经加了盐和香辛料，自己不用调味，特别适合懒人烹调。

瘦肉做饺子馅加点豆腐和鸡蛋

做饺子肉馅的时候常常加入三成肥肉，但这样做会引入过多的饱和脂肪。纯瘦肉馅很健康，但口感发硬。可以试试在瘦肉馅里加点豆腐和鸡蛋，使它更加柔嫩多汁。蔬菜切得大一点，不要剁烂，也不要挤去汁，再加点芝麻油拌一下，用菜汁来增加肉馅的水分。这样，即使是瘦肉馅的饺子，口感也会令人满意。

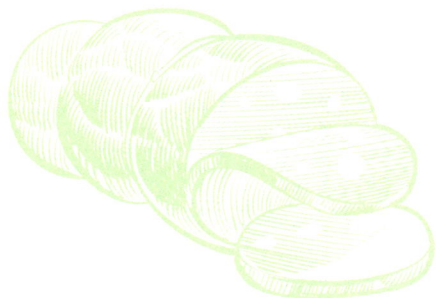

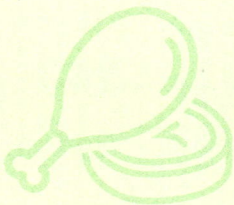

肉类该怎么储存呢

生肉的保存方法

生肉如当天食用，可以放入零度保鲜盒或冰箱的冷藏室。如当天不能全部烹调，则建议先分割成一次能烹调完的数量，分别用保鲜袋包装，放在冷冻室内保存。

生肉在冷藏或冷冻时与其他食物分开

因为生肉生鱼中容易污染多种致病菌，生熟分开是家庭厨房食品卫生的关键。生肉生鱼和蔬菜水果在冷藏室和冷冻室里也要分开储藏，更不能和熟食、剩饭菜放在一起。

一般来说，冷冻室如果有三层抽屉，则要把冰激凌、雪糕、速冻熟食等放在上层，需要短时间烹调的速冻包子和饺子、速冻蔬菜等放在中层，而把生鱼肉及海鲜等放在最下层。

生肉在处理过程中避免交叉污染

切菜和切肉的菜板和刀具必须分开。盛生肉的盘碗要和装蔬果熟食的盘碗分开。洗过生肉的池子一定要好好洗干净，再用来洗蔬菜水果和碗盘。最好生熟食物的水池也分开。搅拌肉馅的筷子要及时清理，不要再接触其他食物。接触过生肉的手不要到处抓东西，要及时洗净后再去切菜、揉面、洗抹布。

冷藏肉和冷冻肉哪个好

如果不是长期冷冻，鲜肉和冻肉的营养差异很大程度上取决于化冻方式。化冻不当会流失很多肉中的可溶性营养素。市场上的排酸肉是冷藏销售的，口味质感都比冻肉好。花费大量电费，把冷藏肉变成冷冻肉才吃比较可惜。

大块肉冷冻之前要分割成小块

买来的大块肉，如果一次吃不完，当天也不能全部烹调，则需要冷冻保存。冷冻之前，建议先把肉分割成一次可以吃完的量，以免取出化冻后还有一部分要二次冷冻。反复冷冻、化冻，不仅增加食品安全风险，而且对肉类的香气和口感也有不良影响。

在切块时，建议把肉切成扁平的厚片。这样便于低温迅速传导到整个肉块，而不至于表面冷冻而中间很长时间还没有冻结。如果是冷冻鸡、鸭等禽类，建议先分割成块，而不是整只冷冻。否则，不仅占用过多冰冻空间，而且靠家里的冰箱冰柜，难以对大块食物做到速冻。冻结速度越慢，则营养损失越大。

肉丁、肉片、肉丝要拍扁冷冻

为了方便，可以先把肉切成片、丝、丁等，再分小包冷冻起来，每天取出一包化冻烹调。购买的肉馅也一样，可以分包冷冻起来。

新鲜肉的内部几乎是无菌的，但因为经过了切分处理，每一个肉块都会接触到微生物，细菌的"基数"加大，储藏时间就缩短了。切碎的肉绝对不能反复化冻，取出来化冻之后，必须一次全部烹调食用。

为了使切碎的肉容易冻结，建议把每一包碎肉装在保鲜袋或封口袋里，用手拍成扁平的片，然后挤出空气，扎紧口，再放到冷冻室里。等冻结之后，再套一层袋子，避免保鲜袋破损后接触氧气。拍扁既能加快肉冻结的速度，取出食用时也能迅速升温化冻。

冷冻肉需要在冷藏室解冻

冷冻肉放在冷水、热水里化冻均不可取，会损失蛋白质和鲜味物质。建议提前一夜把要化冻的鱼肉海鲜等从冷冻室取出，放入冷藏室的下层。

过夜之后，食物自然均匀化冻，肉汁损失得最少，口感几乎没有变化，微生物也无法大量繁殖，既方便又安全。

解冻过程避免交叉污染

需要注意的是，解冻过程也有交叉污染的风险。所以冷冻肉千万不要放在冷藏室的最上层解冻，只能放在最下层，最好在专门放鱼或肉类的零度保鲜抽屉里解冻。这样取出时是半融化状态，切起来更加方便，肉汁损失最少。

不要用热水解冻肉类

如果把冷冻肉放在热水里，有很大的害处。一方面，解冻时肉汁损失过大，很多鲜味物质和B族维生素会溶于水中而丧失。另一方面，冷冻肉的内部还没有解冻，但表面温度已经升高，容易使微生物大量繁殖。所以解冻肉类时，冷藏解冻才是最佳选择。

用微波炉解冻肉类的要点

如果没有提前准备好，需要迅速解冻肉类，可以使用微波炉的"解冻"挡（约相当于最高火力的20%～30%）来操作，用最短的时间来达到化冻效果。但是，由于微波炉加热一块肉时无法做到完全均匀，会出现一部分没有化冻，另一部分可能已经过热变色的情况。

比较好的解决方法有以下两个。

1　先解冻2分钟，然后打开微波炉，把肉上下左右换一个方向，再继续解冻。这样可以避免某些部位过度受热。

2　减少微波加热的时间。在半化冻时，也就是冻得不硬的时候就把肉取出来，这样还比较好切。试验两三次，就能找到最佳的解冻时间和做法了。

拍扁冷冻的肉类，和同样重量但成团的肉类相比，取出之后的化冻速度会快得多，微波解冻时可能只需一两分钟。注意千万不要因为图快，直接用"高火"来解冻。这样极易造成局部过热。

肉食做多了要及时冷藏

肉食一次做得比较多，可以分成一餐吃完的小份，及时冷藏。比如，一次多蒸点排骨或者鸡腿、鸡翅之类，1份当时吃掉，2份冷藏，能吃3天。取出来蒸热或微波加热都行，记得取出来之后只能加热一次。还可以和蔬菜一起煮。当天制作的酱卤肉可以放在冰箱零度保鲜盒中两三天，而腊肉香肠可以放在冰箱外的干燥凉爽处。

腌制肉类时记得冷藏

很多人烹调肉类时，喜欢先放点水淀粉、酱油和香辛料抓一抓，腌一夜。这样不仅帮助入味，而且煎/炒的时候，质地也不容易老硬。但是，这种长时间腌制肉类的操作，千万不能在室温下进行，一定要放在冷藏室里！冷藏腌制不仅安全，还有利于肉类口感柔嫩。这是因为在低温下，氢键力会加强，有利于提高肉类蛋白质的保水性。

肉类罐头开封后吃不完一定要冷藏

罐头开封后当时吃完最好，若一餐吃不完，剩下的必须及时冷藏。再次食用时，从冰箱里拿出来要彻底加热杀菌。如果是午餐肉之类的大块肉，冷藏后最好切片或切丁再蒸/煮/炒，以便中心温度达标！一旦开封，肉罐头就失去灭菌隔菌措施的保护了，微生物极易繁殖。

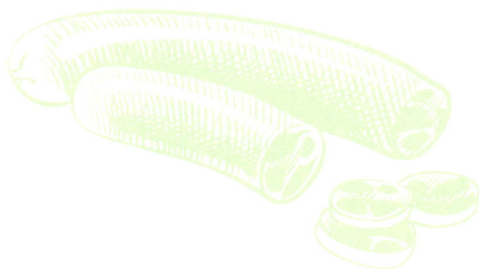

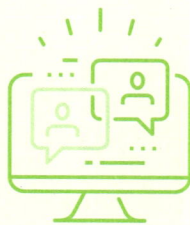

网友问答

1. 不吃肉真的能瘦吗

问 我想减肥，一日三餐都不吃肉有用吗？

答 就目前的知识来说，仅仅把肉从食谱中抹掉，不能让人瘦。关键是你用什么食物来替代它。因为人少吃东西会饿，总要用其他食物替代肉来填肚子。

有研究发现，如果用等蛋白质含量的豆制品或奶类替代肉，有利于预防长期的体重增长。

但是，如果用等热量或等蛋白质含量的白米白面等主食来替代它，那反而会促进长期的体重增长。

肉类是蛋白质的集中来源。从体脂率的角度说，降低蛋白质摄入量不利于降低体脂率。

肉类蛋白质有很好的饱腹感和满足感。减少肉类的摄入量后，如果没有用其他蛋白质来源替代，反而容易增加食欲，不利于体重控制。

如果在意体重，倒不如正常吃肉，减少烹调肉菜时的炒菜油。在吃肉获得满足后，减少各种零食。

问 网络上有言论说烤肉和煮肉的热量其实是一样的，真的是这样吗？

答 同样一块**200克**的鸡肉，拿来煮或烤，它的热量变化主要取决于添加的油/糖，以及烹调中的水分/油脂的损失情况。

如果原料相同，加工中也没有蛋白质/脂肪/碳水化合物的损失或增加，那么无论哪种烹调方法，鸡肉总热量都是一样的。

如果煮的过程中，一部分脂肪转移到汤里，那么捞出来的肉的热量会下降。但如果你把汤也喝了，那么热量还是一样多的。

烤制会丢失水分，让肉变得干一些，所以按成品的单位熟重计算，烤出来的肉比煮出来的肉热量会高一点，但它的体积和重量却缩小了。

所以，如果你把烤肉全吃下去，和吃一块煮肉（并喝汤）的热量还是一样的。不必纠结这些事情。

日常我们担心烹调提升热量值，主要是担心添加了炒菜油——那就增加了脂肪，以及添加了调味糖——那就增加了碳水化合物。

比如去烤肉店用餐，很多肉都是提前腌制的，经常会加入油和糖；去各种餐馆用餐，肉不仅经常是提前腌制的，而且在过油、炸、煎、炒的过程中还使用了大量的烹调油。

反过来，如果材料本身脂肪含量较高，经过包上锡纸烤制或直接炖煮之后，其中脂肪析出，没有吃进肚子里去，那么脂肪减少之后，食物的热量就降低了。

不过，多吃肉、菜，少吃饭，是有利于减重的吃法，当然不会帮助增加体重。您如果想增加体重，还是得适当吃点主食或者增加一些脂肪，提升膳食热量值。

3. 喝肉汤会造成尿酸高吗

问 我很喜欢喝汤，尤其是肉汤，但是不知道会不会升高尿酸？

答 用肉类煲汤后，汤里会含有不少嘌呤，是食材中的嘌呤溶解到汤里的。

汤中嘌呤的含量与三个因素有关：一是你加入多少干货；二是干货里的嘌呤含量有多高；三是溶入水中的比例有多大。

食材中的嘌呤溶入水中的比例，会随着时间的推移而升高。但是，如果食材中嘌呤总量不多的话，即便**80%**进入汤中，总量也没有多少。

比如煲肉骨汤，如果只放入几块剁碎的骨头，再加入两个番茄，骨头上的肉也不多，所含嘌呤总量非常有限，就不可能煲出高嘌呤的汤来。如果加入的是大量的肉，汤很浓，那么汤里的嘌呤含量就会上升。

人们有理由担心涮火锅汤的嘌呤含量，因为开始汤里的嘌呤非常少，但涮入的鱼、肉、虾、蘑菇等含嘌呤食材后，就会有一部分嘌呤溶到汤里。这样，汤里的嘌呤含量就会逐渐上升。

还有一些人热衷于煲浓汤，把整只鸡、鸭，大条的鱼，以及海鲜河鲜的干货放进去长时间煲，料多而水少，汤的浓度很高。这样做固然汤的鲜味会更加浓郁，但是嘌呤含量也容易过高。所以，真正需要担心的是"浓肉汤""海鲜汤""鸡肉+鲜菌汤"。

对控尿酸的人士来说，喝汤并不是绝对禁忌。喝汤会不会影响血尿酸水平，也受到几个因素的影响：一是汤的嘌呤含量；二是喝入的量；三是除汤以外的其他食物是否含有过多嘌呤；四是身体对嘌呤的代谢和排泄能力。

例如，鱼汤肉汤喝一小碗可能还没事，但因为汤味鲜美就大量喝，摄入的嘌呤总量就容易过多。

另外要注意，餐馆的汤里往往加入很多鸡精及呈味核苷酸二钠的增鲜产品。呈味核苷酸二钠包括肌苷酸钠和鸟苷酸钠，它们都是嘌呤的来源：肌苷是次黄嘌呤与核糖结合而成的，鸟苷则是鸟嘌呤与核糖的结合物。那些"汤粉"之类的调味品和速冲汤，都可能含有呈味核苷酸二钠，控尿酸的人士需要细看产品配料表。

最后要记得，嘌呤并不是毒药，并非人人需要控制。只有尿酸代谢障碍人士才需要控制。健康人是可以享用煲汤的，特别是消化不良和食欲不振的人群，适当摄入鲜美的汤有利于促进食欲，增加消化液的分泌。

4. 到底该不该吃肉？吃肉影响环保吗

问 我是食肉的人，但是我又非常提倡环保的生活方式，吃肉影响环保吗？

答 我们到底该不该吃肉？在营养人士看来，这是一个营养素摄取来源的问题。西方部分研究认为过多的红肉有害健康（比如每周超过500克纯肉），用坚果油籽部分替代红肉类更好（比如所谓的"地球健康膳食模式"），但并没有提倡完全不吃肉。另外一部分研究则认为适度减少碳水化合物、增加蛋白质更有利于健康。

最近一条科学新闻报道，用表观遗传学的评估方法发现，8周的健康生活方式就可以让人代谢上变得更年轻（某些生活方式改变8周，可使人"年轻"3岁！）。

在这个"健康生活方式"中，让受试者每周吃3份肝脏（每份约28克）、5～10个富含ω-3脂肪酸的放养鸡蛋；每天吃约180克的有机放牧肉类。当然，还有大量新鲜的有机蔬菜、少量的水果、多种香辛料，还要每天喝茶（请注意不是咖啡……）。碳水化合物摄入量是减少的。

可能大家注意到了：每天吃约180克肉。不是说肉类不健康吗？为什么吃这么多肉，身体还变年轻了？

这是因为碳水化合物摄入量是减少的。碳水化合物摄入量减少，难免就要增加蛋白质和脂肪的摄入量，否则就不能满足日常生活、运动所需的能量。

就像有些朋友曾经试过的那样，既减少碳水化合物摄入量，又不多吃肉，还要做中高强度运动，结局必然就是身体越来越差了。

另一方面，为什么要吃有机的肉蛋呢？因为肉类和其他动物食品在食物链的较上端，富集环境污染物的能力远远比植物性食品更强。如果吃较多动物性食品，就要注意购买有机产品，注意产品的出产地是否环境污染水平足够低。

总之，这个研究中所提出的是一个非常奢华的生活方式。绝不可能人人都采纳，因为没有那么多有机的肉，也没有那么多有机的蔬菜。

《中国居民膳食指南（2022）》中建议每周吃300～500克的畜禽肉，平均每天只有40～75克，比美国人的平均吃肉量少多了。在这个数量水平上，我们既不用担心健康风险，也没什么可以惭愧的。保护地球资源没错，减少碳排放没错，但获取正常数量的营养素，无可非议。只有食物数量超过身体所需，甚至有意无意地浪费食物，才是需要反对的。

反过来，不吃肉的人士，也需要通过植物性食品的合理组合，把身体需要的营养素摄取充足。其需要付出的智慧、精力和费用并不亚于吃肉的生活方式，甚至更多。

无论选择什么营养来源，最终的目标都是要达到营养平衡。营养不合理的结果是生命质量下降、工作能力打折、疾病风险上升、医疗资源消耗。所以，注重营养平衡，就等于少浪费食物，等于为环保做贡献。

3
海鲜水产，
美味要克制

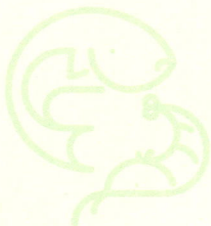

为什么要吃水产品

❓ 水产品包括哪些食物

广义的水产品包括生活在水中的各种鱼类、虾类、贝类、甲壳类、软体动物类等的动物性食品，甚至还包括海带、紫菜等海藻类。但在营养学当中，水产品通常只包括动物性的食品。鱿鱼、海参、海胆、海肠、皮皮虾、小龙虾等，都属于水产类。它们的干制品和加工品，也属于水产类。

❓ 宝宝吃鱼有什么好处

鱼类是健康饮食模式的一部分，应当从小培养经常吃鱼的习惯。吃鱼能为宝宝提供大脑发育所需的重要营养素，特别是ω-3脂肪酸，其为多不饱和脂肪酸，包括二十碳五烯酸（EPA）和二十二碳六烯酸（DHA）等。

鱼中的铁和锌对宝宝的免疫系统有支持作用，也是造血系统所需的重要成分。另外，鱼是胆碱的良好来源。大家可能不太熟悉胆碱，这种营养素能促进婴儿脊髓的发育。还有研究发现，胎儿期摄入较多的胆碱，有利于减少宝宝出生后的应激反应。

孕妈妈和新妈妈要经常吃鱼

推荐孕妇在怀孕期间吃鱼，因为有研究证实，吃鱼有益于胎宝宝的认知功能的发展。此外，鱼类也富含其他多种营养素，比如优质蛋白质、维生素B_{12}、维生素A、维生素D、胆碱，以及铁、锌、碘、硒等重要营养成分。

铁、锌、碘对孕妇和新妈妈也很重要。孕期和哺乳期的碘需求量是孕前的2倍左右，充足的碘对胎儿和婴儿的智力发育很重要，所以绝大多数准妈妈和新妈妈需要适当摄入海产品，并坚持食用碘盐。

成年人为什么要经常吃鱼

鱼类中的ω-3脂肪酸有益于预防心脑血管疾病，对降低全因死亡率有所贡献。其中的DHA对中老年人延缓认知退化、维护眼睛的良好视力都有一定益处。有研究发现，单吃鱼油并不会降低全因死亡率，也就是说，吃鱼油不能代替吃鱼，吃鱼的益处应该是鱼类所含的所有营养素的综合作用。直接吃鱼油所获得的健康益处不能与吃鱼相比。

吃鱼对减肥和健骨有好处吗

有不少研究证据显示，在健康饮食模式中加入足够的鱼类，还有其他健康益处。把部分肉类替换成鱼，能够减小超重和肥胖的风险；还能促进骨骼健康，减小髋骨骨折的风险；甚至能够减小结肠癌和直肠癌的风险。

❓ "多脂鱼"是什么鱼

多脂鱼就是一些脂肪含量比较高的鱼。因为鱼体中的ω-3脂肪酸主要存在于脂肪当中，所以脂肪含量高的鱼能更加有效地提供这些脂肪酸。比如鳗鱼、三文鱼、秋刀鱼、多春鱼等的脂肪含量是比较高的。如果一条鱼中的脂肪含量高，那么其脂肪中ω-3脂肪酸的含量也高，提供DHA和EPA的能力就比较强。

❓ 每周要吃多少鱼

根据《中国居民膳食指南（2022）》的推荐，健康成年人每周应吃水产品2～3次，总量在300～500克之间，水产品种类包括鱼、虾、蟹和贝类等。例如，每周吃3次鱼，每次120克，总量为360克，就是合乎要求的数量。需要注意的是，这个数量是纯鱼肉的量，不包括鱼的骨、刺、鳞片等非食用部分的重量。

按美国FDA的最新推荐，孕妇和哺乳妈妈适合吃的鱼量大约是一周3次，每次120克左右。这是纯鱼肉的量，不算骨头、鳞片和刺等不能食用的部分。简单地说，一次吃自己手掌心那么大、那么厚的一块纯鱼肉就可以了。

❓ 宝宝多大就可以吃鱼了

《美国居民膳食指南（2020—2025）》中建议，宝宝6个月之后就可以在辅食中加入鱼类等营养丰富的食物了。辅食必须有足够的营养价值，也要多样化，应纳入不同味道、口感和类型的食物，包括鱼类。

不过，添加鱼类食物时一定要注意安全，把刺去干净，以免出现鱼刺扎到宝宝的情况。给小宝宝吃鱼还要切碎一些，让宝宝慢慢吃，避免呛咳窒息等风险。

❓ 宝宝吃鱼会过敏吗

鱼是一类比较容易引起食物过敏的食物。有些宝宝会对鱼类过敏，因此在第一次给婴幼儿喂食鱼类之后，要仔细观察宝宝是否有过敏现象。如果您的家庭成员中有人存在食物过敏史，或者您的孩子有任何食物过敏的迹象，请咨询医生。

另外，有的家长特别担心某些食物会引起过敏，所以总是不敢在孩子的餐单中加入花生、鱼、虾等容易引起过敏的食物。但近年来的研究证据表明，1岁前经常被喂食鱼肉的宝宝，长大后出现一般过敏问题的风险会大大降低。因此，在宝宝可以吃辅食时就给宝宝喂食鱼类，对预防食物过敏是有利的。

❓ 孕妈妈吃鱼越多越好吗

不一定。按照推荐，孕妇每周只需吃 2～3 次鱼即可，并不是越多越好。

> 一项 2021 年发表的研究对妊娠糖尿病的生物标记物指标进行分析发现，妊娠早期血浆中的 ω-3 脂肪酸和糖尿病风险存在正相关，而 ω-6 脂肪酸则与其呈负相关。

虽然这个结果还需要更多研究的证实，因果关系尚未明确，但至少提示我们，吃鱼也不是越多越好，至少并非人人适合大量吃水产品。有些孕妇吃鱼类海鲜之后感觉胃肠不适，那就适当减少吃鱼类和海鲜河鲜的数量，不必勉强多吃。

🍽 吃过多海鲜不利于预防痛风

多吃海鲜、动物内脏、浓肉汤、鱼汤等，均有可能促进尿酸升高。流行病学研究表明，海产品的摄入量和痛风风险之间的关系是最密切的。所以，吃海鲜要适量。

❓ 海鲜河鲜吃多少算是适量

虾蟹贝等水产品营养价值很高，蛋白质占干重的比例特别大。但它们同时也有可能存在寄生虫和容易富集污染物等食品安全问题，以及过量食用后蛋白质和嘌呤过多的问题。只要适量食用，即可趋利避害。建议平均每周不超过2次，每次不超过75克（按去壳后的重量算）。

　　每个人的身体处理海鲜河鲜的能力不同，所谓"适量"的数量会有很大差异。有些人较为敏感，吃过多海鲜河鲜之后容易出现过敏、胃痛、腹泻之类不适，这类人群就应更加少吃。即便日常没有不良反应，也不能太过任性，曾经有因为一次吃过多小龙虾或其他海鲜河鲜而出现"肌肉溶解症"的案例。

控制尿酸要少喝鱼汤或海鲜汤

　　无论是肉汤、鱼汤还是海鲜河鲜的浓汤，高尿酸者都要限量。实在喜欢在用餐时喝汤的话，建议改成粮食或蔬菜煮的汤，比如玉米汤、小米汤、青菜汤等。注意鸡精、汤粉中也含有嘌呤，所以不要加这些增鲜调味品。

> 有血尿酸高和痛风问题，肝肾功能受损，消化系统功能较弱、胃酸过少，日常容易腹泻或有慢性胃肠炎的人群，一定要节制食欲，对海鲜河鲜浅尝辄止，必要时敬而远之。

吃海鲜配甜饮料也不行

　　几乎人人都知道，吃海鲜配啤酒容易使尿酸升高，因为海鲜富含嘌呤，啤酒也富含嘌呤，而酒精还会增加内源性尿酸的生成。但喝甜饮料时其中的大量果糖也会促进尿酸升高，这一点知道的人就比较少了。用甜饮料来替代啤酒配合海鲜，也不利于控尿酸。

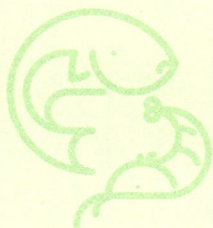

水产品的营养价值

海产品是高碘食物

很多人吃碘盐的时候都担心碘摄入过量，但吃海产品的时候却很少考虑过碘含量。紫菜、海带、海螺、海贝、海鱼、海虾都是高碘食物。海虾、海蟹和海贝都非常美味，容易使人过量食用，从而摄入过多的碘。因病需要控制碘摄入量的人要特别注意。反之，孕妇、乳母因为碘需求量是孕前的2倍，建议在吃碘盐的基础上，每周再吃一次海产品，以便保证碘的摄入量充足。

如何区分红肉鱼和白肉鱼

鱼类分为红肉鱼和白肉鱼。这两种鱼，从它们的外观上就能区分。红肉鱼的嘴是尖尖的，腹部颜色浅，但背部是青黑色或青蓝色的，颜色比较深。它们至少有一部分鱼肉颜色是红色的。但白肉鱼的鱼肉呈现白色，没有褐色、红色部分。

一般来说，红肉鱼脂肪含量比较高，ω-3脂肪酸比较丰富，但腥味比较重；而白肉鱼脂肪含量低，味道比较清淡。

❓ 红肉鱼和白肉鱼都有哪些

常见的红肉鱼包括秋刀鱼、金枪鱼、沙丁鱼、鲐鱼、鲣鱼、鲭鱼、马鲛鱼等。常见的白肉鱼包括带鱼、龙利鱼、巴沙鱼、大黄鱼、狭鳕鱼、真鳕鱼、比目鱼、鲽鱼等。

补充DHA不必非吃三文鱼

不吃进口三文鱼、金枪鱼之类，并不意味着没有DHA来源。实际上，秋刀鱼、带鱼、黄花鱼、平鱼（鲳鱼）等价格亲民的近海鱼也是DHA的来源。

淡水鲈鱼DHA含量高

淡水鲈鱼往往比很多海鱼还要富含DHA。这是因为鲈鱼属于食肉鱼，养殖时用的饲料里，通常会加进口鱼粉（小海鱼的碎末），而鱼粉里就有DHA，所以鲈鱼的食物中DHA来源充足，可以把大量DHA积累在体内。测定表明国产鲈鱼等淡水食肉鱼中的DHA含量完全不逊色于进口三文鱼。

其他养殖的淡水食肉鱼，如鳜鱼、鲶鱼等，也是DHA的来源。但食草淡水鱼，如鲤鱼、鲫鱼、草鱼、鲢鱼、武昌鱼等，鱼体中的ω-3脂肪酸就比较少了。

? 巴沙鱼真的没有营养吗

有人说巴沙鱼片肉质很散，营养价值很低。但是，它同时也有脂肪含量低、腥味比较小、刺比较少和价格比较低的优点。从蛋白质含量的角度来说，巴沙鱼大概是13%～15%，低于鱼类的平均水平。如草鱼的蛋白质含量是16.6%，鲈鱼是18.6%，鲟鱼是23.4%。但这只是因为它的水分含量过高，并不意味着它的蛋白质质量更差。考虑到鸡蛋的蛋白质含量只有13%，没有理由因为蛋白质含量稍低而否定巴沙鱼的营养价值。

如果合理烹调，就可以做到巴沙鱼肉质不散；如果烹调时蒸发部分水分，成品中的蛋白质含量就会提升。不喜欢这种鱼的话，可以换成更好的食材，比如龙利鱼、比目鱼、银鳕鱼、鲈鱼、鲟鱼、鲶鱼、乌鱼等鱼类的鲜切鱼片。

? 螃蟹真的是高蛋白食物吗

按《中国食物成分表标准版》(第6版)，100克河蟹肉中的蛋白质含量是17.5克，海蟹肉是13.8克，看似并不算特别高。但是，由于这类食物脂肪含量很低，水分含量较高，如果按干重来计算，蛋白质的含量分别高达72.3%和60.3%，是非常可观的。不过，如果按干重算，它们还是比不上鸡胸肉。因为按干重来算，鸡胸肉的蛋白质含量可高达86.9%。

所以，说螃蟹是高蛋白食物，的确算是正确的说法。不过，它们并不是所有食物中蛋白质比例最高的。从蛋白质的性价比来说，更不是最高的。

《中国居民膳食指南（2016）》对水产品的推荐量是一天40～75克（纯肉），相当于带壳的螃蟹100～188克，相对于1～2只螃蟹的食用量，因此一顿8只螃蟹、1.5千克虾贝的吃法并不可取。

? 一口鱿鱼真的等于40口肥肉

"一口鱿鱼=40口肥肉"的说法传了好多年。其实这是个错误的数据，是错误的表达。

按食物成分表，鱿鱼干的胆固醇含量是871毫克/100克，但它的水分含量只有22%；鲜鱿鱼（水分80.4%）的胆固醇含量是268毫克/100克，约是肥猪肉（109毫克/100克）的2倍，和河蟹（267毫克/100克）相当。其实按鲜重来算，各种海鲜的胆固醇含量都是比瘦肉高的，虾、蟹、扇贝、鲍鱼、鱿鱼皆如此。按干重算，胆固醇浓缩几倍之后，含量就更高了。

比较两种食物的营养，不能只考虑胆固醇含量这一个指标。例如，如果比热量，100克鲜鱿鱼的热量只有84千卡，而肥肉则高达807千卡，是鱿鱼的将近10倍。如果论其中的蛋白质含量，鲜鱿鱼是17.4%，肥肉是2.4%，鱿鱼是肥肉的6倍。所以，说一口鱿鱼等于多少肥肉，也许更加博人眼球，但真是极不科学的表达方式。

? 吃带骨带壳的小鱼小虾能补钙吗

可以补钙。牛奶、酸奶、奶酪等乳制品，豆腐、豆干、千张等豆制品，不涩的绿叶蔬菜，以及带骨的小鱼、带壳的小虾等，都是钙的重要膳食来源。

虾皮是众所周知的高钙食物，按《中国食物成分表标准版》（第6版）的数据，100克虾皮中含钙991毫克。不过，钙主要是在虾皮的壳子里，用人类的牙齿是没法把虾壳完全嚼碎的。到底能不能把其中的钙提取出来，提取率有多少，要看胃酸有多给力。胃酸不足、消化能力较弱的人，恐怕对其中钙元素的利用率是很有限的。小鱼干也是一样的道理，钙主要存在于鱼骨当中，而鱼骨也是很难充分嚼碎的，要靠胃酸帮忙，才能溶出一小部分钙来。

再说，小鱼小虾是不可能大量吃的，每天食用量非常有限。谁会一天吃掉一大碗虾皮呢？做汤、做馄饨放的那点虾皮，连1克也到不了，其中的钙含量只是个位数……所以，虾皮和小鱼干的确富含钙，但补钙不能主要靠吃虾皮和小鱼干。

蟹足棒的主料是鱼糜

蟹足棒的原材料是鱼糜、糖、淀粉，还有卡拉胶、柠檬酸、碳酸钙、抗性糊精、蛋白粉、海带汁、磷酸盐、增鲜剂、大豆磷脂、辣椒红素等。从产品的营养成分表可得出，1份30克的蟹足棒中大约含有蛋白质3克、脂肪0克、碳水化合物3克、钙35毫克、热量仅约24千卡，不算很糟糕。整体优点是无脂肪，不加亚硝酸钠，不产生致癌物。这种加工鱼肉制品，只要不是天天吃，偶尔吃无须担心。

❓ 鱼罐头还有营养吗

一些鱼类罐头是油炸的，而且炸得特别狠，鱼体都是硬的。油炸用的油也不是脂肪酸比例好的油。这类产品，就不能指望它们还能有效补充ω-3脂肪酸，并起到有益心血管的作用。相比而言，泉水浸之类的鱼罐头会较好地保留原有的脂肪酸成分。

然而，鱼类罐头仍然可以帮助供应蛋白质和多种矿物质。鱼类罐头里的鱼骨头焖酥或炸酥之后，可以提供较多的钙，所以它们也并非毫无价值。在没有新鲜鱼类供应的时候，也可以偶尔选择备用，作为膳食蛋白质和铁、锌等矿物质的补充。但在有新鲜鱼类供应的情况下，还是不建议经常食用鱼肉罐头。

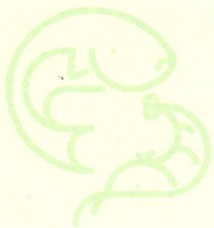

海鲜水产会受到污染吗

海鲜河鲜的四大风险

海鲜河鲜在秋季最为肥美，但它们也仅限在节日偶尔大快朵颐，并不适合大量吃、天天吃。水产品是有很大安全风险的食物类别。

主要的四大风险包括：（1）极易藏有致病菌；（2）可能存在寄生虫；（3）造成食物不耐受和过敏反应；（4）容易富集环境污染物，即便是"野生"的也一样有风险。对部分人来说，有导致胃肠不适、提升尿酸水平、诱发肝胆疾病等风险。

小心鱼里的汞污染

汞是一种常见的环境污染物质，存在于河流、湖泊和海洋中，并容易转化为甲基汞，逐渐富集浓缩后成为鱼类等水产品中的重要污染物。汞进入人体后，排出速度非常慢，长期接触过多的甲基汞，会发生蓄积性毒害，对大脑和神经系统造成损害。

几乎所有的鱼类都或多或少含有微量的甲基汞，不过含量差异很大。大型的食肉鱼更容易积累甲基汞。对于同样一种鱼来说，活的时间越长，鱼中积累的甲基汞就越多。同样的鱼，在污染严重的水域中生活，污染程度就比较高。

鱼体里的甲基汞无法通过清洗来去除，也不能通过加热烹调来分解。减少汞摄入的主要方法，就是选择安全品种的鱼。

野生海鱼同样有污染

人们都认为海鱼是野生的，是安全的，但即便如此，食肉的海鱼也经常处于污染物超标的状态。因为，尽管海水中的有害物质含量微乎其微，但水中的生物会把水里的难分解的污染物层层浓缩。到生物链顶层的鲨鱼，其体内的污染物浓度高达水中含量的几十万倍甚至几百万倍。

要避免食用生长年份长的鱼类，因为随着鱼在污染水域生活的时间延长，它们体内的甲基汞含量会越来越高。孕妇、乳母、儿童等敏感人群应尽量避免食用任何富含甲基汞的鱼类。

❓ 哪些鱼汞污染比较大

按照美国FDA与吃鱼有关的指南，汞污染风险较大的鱼类包括大西洋马鲛、马林鱼（旗鱼）、橘棘鲷、鲨鱼、剑鱼、方头鱼（墨西哥湾）、金枪鱼、大眼鲷等。鱼类污染水平高不高，和它们卖多高的价钱之间是毫无关系的。

❓ 哪些鱼汞污染比较小

按照美国FDA与吃鱼有关的指南，汞污染小的最佳鱼类选择包括：凤尾鱼、大西洋黄鱼、黑鲈鱼、牛油鱼、海鲶鱼、鳕鱼、比目鱼、黑线鳕、狗鳕、鲱鱼、胭脂鱼（乌鱼）、北大西洋鲭鱼（青花鱼）、淡水鲈鱼、梭鱼、鲽鱼、狭鳕鱼、三文鱼、沙丁鱼、鲱鱼、鳎鱼、香鱼（胡瓜鱼）、鳎鱼、罗非鱼、鳟鱼（淡水）、吞拿鱼（罐装金枪鱼）、白鲑鱼、牙鳕（小无须鳕）等。这些鱼类每周可以吃3次而不会造成汞过量问题。除此以外，蛤蜊、蟹、淡水龙虾、美式龙虾、牡蛎、扇贝、对虾、鱿鱼等的汞污染也较小。

按这个指南的分类，以及我国的测定数据，国人日常吃得最多的水产品，如带鱼、小黄鱼、鲽鱼、河鲈鱼、罗非鱼、鲟鱼、鳕鱼、三文鱼、沙丁鱼以及对虾、扇贝、鱿鱼、蟹等都在较为安全的名单中。

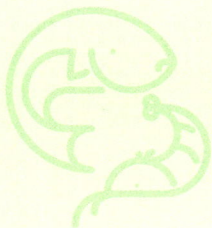

吃水产品注意食品安全

买进口海鲜鱼肉要选择正规店

买各种冷冻食品，特别是进口鱼肉海鲜等冷冻产品，一定要选择正规的商家，不仅可保证鱼类的品质，还可保证全程冷链运输。

不要随便吃生鱼片

超市买来的三文鱼、金枪鱼等原料，除非声明是专门制作生鱼片的产品，否则新鲜度往往不可控。自己钓的河鱼更有寄生虫风险，不能做成生鱼片食用。即便不考虑寄生虫，也存在细菌污染和组胺过多的风险。如果胃肠功能不好，建议还是少吃生鱼片之类的食物。

海鲜不新鲜会产生甲醛

海鲜河鲜类食物不新鲜时会产生甲醛等醛类，还会产生多种胺类，包括组胺。微量的甲醛倒是不足为虑，它和蛋白质结合，会使蛋白质肽链发生交联，使鱼肉海鲜的质地变硬、口感变差；过量的甲醛则会影响人体健康。

海鲜河鲜常常含有致病菌

国内外研究都发现，在海鲜河鲜产品中，有很大比例能检出致病菌污染，如副溶血性弧菌、霍乱弧菌、海洋弧菌、痢疾杆菌等。其中部分致病菌不怕冷，在冰箱的冷藏室中仍能顽强地存活。所以，一定要小心这些致病微生物污染到家里的其他食品。

另外，在超市工作人员把装海鲜、河鲜的袋子交给你的时候，你提前再准备好一个袋子，让工作人员直接把盛装生水产品的袋子放进去。一方面，多套一层可以避免水产品附带的水漏出来；而更重要的是，工作人员的手已经接触了生鱼生肉，塑料袋有被污染的风险。你的手和其他商品都只接触到外面的袋子，不会碰到里面的袋子。这样，就不会污染到购物筐里的其他食物了。

买回的海鲜水产等要及时处理

海鲜水产买回家之后，要立即拿出来处理，不要在室温下久放。如果当餐食用，就放在专门的盆中；如果要继续冷藏或冷冻，可以带着外面的袋子，放在专门存放生鱼肉的保鲜抽屉或冷冻抽屉当中。请注意，不论冷冻还是冷藏，都必须做到生熟分开！

案板、刀具等最好专用

如果只有一个水池，那么建议先洗蔬果，后洗鱼肉。清洗和分割生鱼肉的案板、刀具和容器最好是专用的。切分完成后，把案板和水池及时洗干净，最好能消毒处理。处理过生鱼肉的碗盘和筷子，也要及时清洗和消毒。装过生鱼肉的袋子，直接扔进"其他垃圾"桶中，不要随手放在桌上、橱柜上。

处理海鲜要注意保护好手

处理海鲜的过程中，有很大的污染风险。如果有被扎破的可能性，最好戴比较厚的手套来操作。很多水产品带有致病菌，一旦被刺伤，极易出现感染，甚至还有被海洋弧菌等病菌致死的案例。

直接操作也容易把细菌转移到手上，所以可以戴柔软的手套来操作，如果直接用手操作，处理之后需要彻底洗手并消毒。还要注意，没有洗手之前，不要再触碰其他食物和容器。

吃蟹、虾、贝，小心各种致病菌

在螃蟹、虾、贝中所发现的致病菌可真不少，还有诸如病毒之类致病性很强的病毒。就拿螃蟹来说，副溶血性弧菌、霍乱弧菌、李斯特单核增生菌、致病性大肠杆菌之类多种致病菌，都有在螃蟹里被检出的报道。特别是弧菌类致病菌，在河鲜海鲜里特别猖獗，尤其是在夏秋季节污染面大。一旦中招，轻则呕吐、腹泻、腹痛两三天，重则需及时就医。

慎吃未充分烹熟的海鲜河鲜

有人喜欢吃醉蟹、糟虾、凉拌螺肉等风味食物。然而，几小时的酒泡、糟腌处理，以及半分钟的焯烫处理，杀菌能力非常有限。由于海鲜河鲜极易污染各种致病菌，食品安全风险大，因此极易造成细菌性食物中毒，出现上吐下泻、腹绞痛的症状，让人遭罪不浅。

同时，这些海鲜河鲜食物中还容易污染多种寄生虫。例如，有研究报道，黄泥螺腌制品中"棘口吸虫"的囊蚴检出阳性率高达61.4%。如果烹调加热时间不够的话，很难杀灭寄生虫的虫卵或囊蚴。

早在2006年就有过惨痛教训，有多人因为吃了未充分烹熟的福寿螺而患上"广州管圆线虫"寄生虫病，寄生虫甚至进入了大脑，造成剧烈头痛，给患者造成极大的身心痛苦和医疗负担。

海鱼里也可能含有寄生虫

不推荐孕妇和儿童吃生的鱼类等水产，淡水鱼固然因为有寄生虫风险不能生吃，深海鱼做的生鱼片也有寄生虫风险。

一篇研究论文（王真瑜等）对2015—2019年上海市部分农贸市场和超市的水产品寄生虫感染情况进行了监测分析，检测市售淡水鱼类585份，其中检出华支睾吸虫的囊蚴9份。检测海水类水产品35种591份，异尖线虫幼虫阳性率为31.1%，其中青占鱼、小黄鱼和带鱼中异尖线虫幼虫的阳性率分别为72.5%（37/51）、70.1%（61/87）和50.0%（52/104）。

如果胃肠功能较弱，胃酸分泌不足，以及容易腹痛腹泻，也要尽量避免吃生鱼片之类，如果一定要吃，应浅尝辄止。

吃水产品不要过分追求鲜嫩

鱼体是带菌的，在做清蒸鱼之类的食品时，不要过分追求鲜嫩而烹调时间过短。为了保证充分杀死可能存在的致病微生物，鱼类的烹调温度一定要达标。做熟的标准是，鱼体中心温度达到70摄氏度以上，鱼腹内部深处，肉最厚的部位，看不到一点红色的血丝。

吃烤扇贝、烤牡蛎、烤小龙虾等烧烤水产品的时候，也要注意把所有部位都烤熟，充分杀灭微生物和寄生虫。孕妇和儿童的免疫系统比健康成年人弱，患食源性疾病的风险更大，所以要格外谨慎。

烤焦的部分不要吃

用200摄氏度及更高的温度加热，会使蛋白质产生致癌物。更高的温度还会带来多环芳烃类致癌物和其他脂肪氧化聚合产物。炭火烤鱼无法控温，难免会造成局部过热。所以，在吃烤鱼的时候，要把烤煳的地方充分去除，除了鱼皮，还有下面已经有点变味的鱼肉也要一起去掉，因为高温产生的致癌物可能已经渗入鱼肉中。

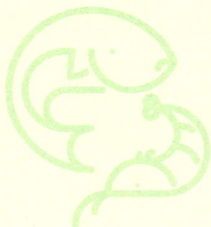

海鲜水产好吃又健康的做法

❓ 怎么烹调鱼最健康

新鲜的鱼肉，以清蒸、清炖为上佳，没有烤焦的少油烤制也可以。用烤箱烤鱼，要比明火烤鱼安全得多。这些烹调方式都可以在高效保留鱼类中DHA和多种营养素的同时，不给身体带来过多的负担。

如果想给宝宝健康吃鱼，吃合适的数量，选安全的品种，用健康的烹调方法，才能得到吃鱼的最大好处！

🍽 紫苏叶和柠檬汁是水产品的绝配

做鱼的时候放一些紫苏叶（也称苏子叶），把它切成丝，再切点姜丝，和鱼放在一起炖几分钟，然后再挤入半个柠檬的柠檬汁，继续炖几分钟，即可食用。紫苏的香气和柠檬汁的新鲜感，可以纠正鱼本来的腥味，使得鱼肉更鲜美。它们是水产品的绝配。日料店的各种海鲜食物离不开紫苏和柠檬的搭配，是有道理的。所以，吃生鱼片、生北极贝的时候，不要只顾着吃鱼和贝，最好把下面垫的紫苏叶也一起吃掉。

柠檬汁或醋等处理白肉鱼的好处

用柠檬汁或醋来处理鱼，可以让鱼更加美味。

首先，腥味物质是挥发性的小分子胺类，为弱碱性。它们和柠檬酸、醋酸可以发生反应，从而除去腥味。

其次，谷氨酸、天冬氨酸等氨基酸类鲜味物质，在一钠盐状态下，也就是弱酸性下，能够呈现最强的鲜味。强酸降低鲜味，碱性条件下则会完全失去鲜味。北方地区多是弱碱性水，加少量醋或柠檬汁可提升鲜味。

再者，鱼肉类蛋白质的等电点为5左右。加入酸会降低蛋白质的总电荷数，减弱亲水性，加强蛋白质-蛋白质之间的作用力，令烹调时鱼肉更不容易松散。

做各种风味鱼片的简单方法

购买市售冰鲜鱼片、冷冻鱼片，或者自己切好鱼片后，先用柠檬汁或稀释后的香醋或米醋，加上料酒，把鱼片抓一下，静置10分钟，既去腥又增鲜，让肉质不易散。然后控掉多余的醋和料酒，就可以备用了。

在不粘锅中放少量油，加葱、姜丝，再放入处理好的鱼片，让鱼片不要互相粘在一起。中火，加热不要太猛。盖盖焖1～2分钟。然后再轻轻地把鱼片翻过来，让两面都变色。关火。

最后倒入两勺经过稀释的蒸鱼豉油（或其他调味汁，别太咸），或者生抽、蒸鱼豉油、黑椒汁、鲍鱼汁、**XO**酱或其他调味汁，就做成各种风味的煎鱼片了。

美味番茄鱼的做法

把鱼片煎好之后，加入一碗汤，再加入一碗切好的番茄块，煮2~3分钟，等番茄变软后加适量的盐和鸡精，撒点胡椒粉即可出锅。也可以加几滴调味油增加香气。想要卖相华丽一点，可在盛盘之后撒入一把葱花或香菜叶等，再淋一勺热油，让表面看着很亮很美。

这道菜脂肪含量低，鱼片白嫩，口味清爽而鲜美。多加一些番茄，可以增加维生素**C**和番茄红素的摄入量。如果配合一些胡椒粉、花椒油之类的香辛料调味品，更有利于开胃助消化。

番茄鱼怎样做出百变风味

番茄和白肉鱼，真的是配什么风味都很搭。所以这个汤可以有无限多的做法，具体调味可以按个人喜好，让它的美食风格百变，身价随之倍增。

想要味道浓郁，可加一小袋纯番茄酱，汤的颜色会变成红色，更显得鱼片颜色洁白。如果不想要那么浓郁的汤，就只加番茄好了。

想做成贵州风味的酸汤，加入一些发酵番茄和泡辣椒，再点几滴木姜子油就可以了。

想做成麻辣味的汤，就加点麻椒油和辣椒油。

想做成海南风味的酸汤，就加入酸橘汁和杨桃片。

想做成西式风味的酸汤，就加点奶酪或黄油，最后再加入胡椒粉、罗勒和百里香。

想做成东南亚风味的汤，就加点生木瓜、菠萝片和香茅草，也可以加一点黄咖喱。

想做成海底捞风味的番茄底汤，就加番茄酱和鸡精，再加点糖。

清蒸鱼少油少盐的要点

清蒸鱼本身非常清淡，很容易做到不油不咸。

首先，不要放很多盐来腌制鱼。

其次，油和盐加在蒸好之后浇上去的汁里，蒸鱼豉油等调料不要加得太多。

再者，要及时把鱼块和汤汁分开，表面轻轻蘸一下，蘸上的料汁并不多。但如果鱼肉长时间泡在浇上的调料汁里，就会变得越来越咸。

烹调鱼时煎得轻一点

做干烧鱼、红烧鱼的时候，不要煎得太狠，如果煎到鱼肉都变得干硬的程度，那就是油炸鱼了。有研究提示，油炸鱼不仅完全不能帮助预防心脑血管疾病，甚至还会增加这些疾病的患病风险。轻轻地煎一下，让鱼表面蛋白质凝固，保持完整状态就可以了。

? 做鱼丸选择什么鱼好

淡水鱼里，鲈鱼比较合适，刺少，肉嫩，**DHA**含量高；鲟鱼也不错，骨头都是软骨。这两种鱼很适合做鱼丸，并且价格也比较亲民。

海水鱼普遍刺少，只要足够新鲜也可做鱼丸。可以把各种鱼的肉和猪肉、鸡肉等肉类混合在一起做丸子，加入蛋清和淀粉、姜末和葱末，再加点生抽提鲜，以及一丁点料酒。这样做出来的口感好，腥味少，好烹调。加洋葱末煎成鱼肉饼也是可以的。

奶酪烤比目鱼片

原料： 速冻比目鱼片200克，马苏里拉奶酪丝15克，柠檬汁适量，姜粉少量，黑胡椒粉少量，小葱花、香菜末各适量，橄榄油2～3克。

做法： 比目鱼片冷藏化冻，用柠檬汁和姜粉略腌一下。喜欢味重的人可以再加点盐或酱油，但一定要少。因为奶酪是咸的。

然后用橄榄油刷一下电饼铛烤盘的两面，再预热一下，把腌好的比目鱼片放进去。两面烤3分钟，看基本上熟了，在表面上撒奶酪丝，再烤不到半分钟。最后撒上黑胡椒粉、小葱花、香菜末，也可以撒点椒盐。

大量吃小龙虾可能引起"横纹肌溶解症"

近年来，这类病例屡见报端。虽然目前具体病理机制还不明确，但近年流行吃小龙虾的风气形成之后，医生已经观察到很大比例的患者有一次吃小龙虾太多的经历。

所谓一次吃太多，就是成斤吃，几十条上百条地吃。有些人吃小龙虾已经不仅仅是正常饮食，到了一种自我放纵的程度。

原本不常运动的人，突然进行大运动量的锻炼，也有可能造成横纹肌溶解问题。先大量运动，再吃很多小龙虾，也许两种因素加起来，会更增加罹患这种疾病的风险。

小龙虾"过瘾"的吃法不可取

小龙虾之所以格外诱人，很大程度上是因为它的烹调方法使口味极重。很多人贪恋虾壳的味道，常常要把吸满料汁的壳和虾头放在嘴里。但虾壳表面上的浓味调料含有大量的钠，大量蛋白质加上大量的钠，对体弱者的血管和肾脏也会带来负担。

所以，如果对自己的身体没有那么自信的话，适当控制一下数量，吃几条十几条就停下来，可能会更安全些。如果想"过瘾""吃嗨"，要充分考虑一下自己的身体情况。

不吃海鲜无碍营养供应

吃河鱼、肉类、蛋类、豆制品都能替代海鲜供应蛋白质。食肉河鱼和亚麻籽油可以替代海鲜供应ω-3脂肪酸。B族维生素和铁，海鲜中的含量并不比肉类多。总体而言，如果因为饮食习惯或者因为医嘱限制，不能吃海鲜，也是无碍营养平衡和健康生活的。

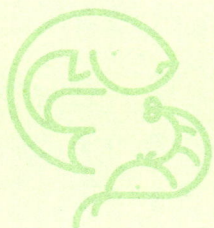

海鲜干货要少吃

经常吃海产品可以选无碘盐

如果吃海产品较多，担心碘过量，或者患有需要控制碘摄入量的疾病，请直接选购无碘盐。但还是要检查一下，自己是否吃海产品过量。每周吃2～3次海鱼就可以了。

海产干货可能会含致癌物

海鲜、鱼干、虾皮、海米之类如果没有充分干燥，很容易被微生物污染。蛋白质分解成氨基酸、低级胺类，最后分解成氨气，有一股刺鼻的味道，就是明证。同时，这类产品如果加工储藏不当，还可能存在亚硝胺致癌物过高的问题。

按照食品安全国家标准GB 2762—2017，海产品中N-二甲基亚硝胺的限量为4微克/千克。除了二甲基亚硝胺，还有二乙基亚硝胺、甲基苯基亚硝胺、亚硝基吡咯烷等，这些物质具有直接致癌作用，主要是增加消化系统肿瘤的危险，如食管癌、胃癌和肠癌等。

咸鱼是一种致癌物

按测定数据，咸鱼中的亚硝酸盐可达10微克/千克以上，是新鲜鱼肉的20倍以上。按亚硝胺类物质的含量来考虑，咸鱼、咸虾干之类都是高含量食品，不建议经常吃。早在2012年，中式咸鱼就已经被世界卫生组织的国际癌症研究机构列入了一类致癌物。一些沿海地区的胃癌和食管癌发病率较高，与喜欢吃腌制海产品不无关联。

不要贪吃鱼片干和鱿鱼丝

当零食吃的鱼片干、鱿鱼丝等，虽说味道鲜美，也别大量吃。一则其中的亚硝胺类物质含量也不少，二则盐含量太高，吃多了会增加肾脏负担。特别是孩子和孕妇不要经常把它们当成零食。有的孩子一天能吃掉50克鱼片，很令人担心。也不要用咸鱼、虾干、鱼片之类的食品来下酒，酒精会增强多种致癌物的吸收和利用。

大闸蟹中含有二噁英吗

曾经有报道，野生大闸蟹中的环境污染物二噁英超标。其实，这个新闻并不妨碍我们中秋节时享用大闸蟹。因为螃蟹等水产品中含有多少污染物，很大程度上取决于水域环境及饲料的污染水平。如果在养殖过程中保证环境质量良好，饲料质量安全，就没必要担心了。

二噁英是一种广泛存在的环境污染物，除螃蟹外，鱼类、虾贝等其他水产食材也不一定完全不含有二噁英，关键问题是控制食用的频次和总量。大闸蟹本来就不是天天吃的东西，如果只是过节吃一两次，不会对身体健康带来危害。

海产干货最好选干燥无盐的

购买海产干货要选择足够新鲜、足够干燥，且味道较淡的产品，最好是无盐无味的精制产品。普通产品买回来之后，最好及时冷藏，避免细菌繁殖之后味道变得越来越腥、越来越呛鼻子。这些味道提示干货已经被细菌充分作用，产生了蛋白质分解产物，很可能亚硝胺类物质已经超标了。

> 吃之前要好好清洗，充分浸泡，可以去除过多的盐分，以及表面上的部分亚硝酸盐和亚硝胺类物质。食品安全第一，损失点维生素就不要考虑了。

吃海产干货时多搭配蔬菜

新鲜绿叶蔬菜不仅可以降低亚硝酸盐在胃里合成亚硝胺的风险，还能降低致癌物的致突变作用，所以吃咸鱼干等干货时，不妨多搭配点新鲜蔬菜。

腌制海产品对健康不利

海产品虽然和肉类相比含有更多的不饱和脂肪酸，一般认为它们比较有利于预防心血管疾病，但如果配着很多盐吃进去，就不一定那么健康了。韩国一项对6000多人跟踪调查11年的膳食数据显示，吃加盐腌制的韩式海产品，包括紫菜、海藻之类，会显著增加高血压的风险。

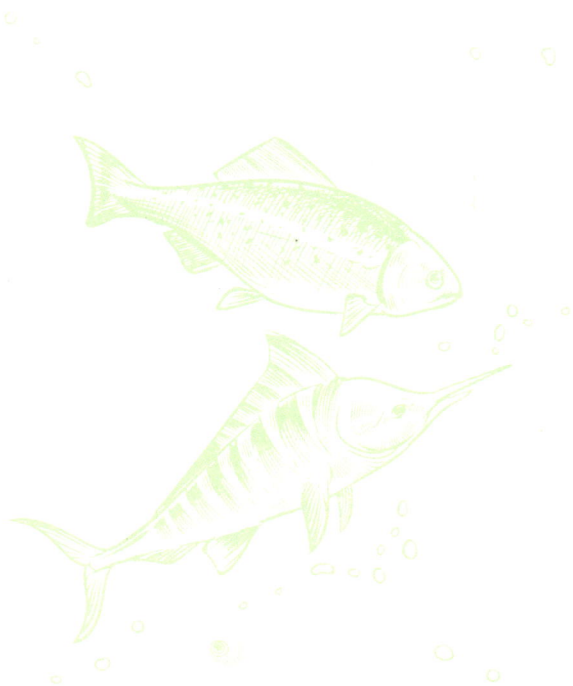

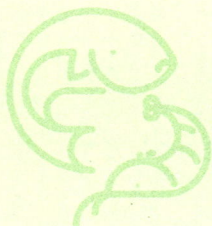

水产品如何安全储存

不新鲜的红肉鱼可能造成组胺中毒

秋刀鱼和带鱼、比目鱼等不一样，它有一部分肉烤熟之后是褐色的，这类鱼称为红肉鱼。它们富含组胺。当鱼不够新鲜时，蛋白质发生分解，其中的一种氨基酸——组氨酸被转化为"组胺"。大量的组胺能使人发生食物中毒。

组胺中毒会引起身体的毛细血管扩张，血管通透性增强，支气管发生收缩。主要中毒表现为皮肤发红、头痛头晕、心跳加快、心慌胸闷、呼吸不畅、血压下降等。严重时甚至会出现休克。即便没有到中毒的程度，敏感的人也会对富含组胺的食物产生明显不适反应。

哪些鱼特别容易产生组胺

青皮红肉的海鱼，如秋刀鱼、马鲛鱼、鲭鱼、鲣鱼、鲐鱼、沙丁鱼、竹荚鱼、金枪鱼等都属于容易产生组胺的鱼类。所以，吃这些鱼的时候要特别注意新鲜度。闻到不新鲜的味道，就要慎吃了。组胺会强烈刺激胃酸分泌，有胃病的人可能对此非常敏感，稍有不新鲜的鱼肉吃进去就可能引起反胃等不适反应。

❓ 烹调能够去除组胺吗

组胺能溶于水，但鱼体中的组胺不能通过洗涤充分溶出。仅仅加热不能有效去除组胺。即便加入姜汁、葱花等，掩盖了不新鲜鱼的腥味，仍然无法完全去除组胺。由于组胺是碱性物质，能够和酸性物质发生反应，故烹调时加入大量的醋有利于降低组胺的含量。不过，最好的方式仍然是避免食用不新鲜的鱼。

❓ 吃秋刀鱼为何胃不舒服

有些人感觉吃秋刀鱼等红肉鱼之后胃不舒服，其原因可能有以下两个方面。

一方面，秋刀鱼属于红肉鱼，这类鱼富含组胺，当鱼不够新鲜时，组氨酸被转化为组胺。大量的组胺能使人产生过敏性中毒。即便没有到中毒的程度，敏感的人也会产生不适。

另一方面可能与脂肪酸有关。可能是 ω-3脂肪酸本身对胃肠不太友好，并且这类脂肪酸高度不饱和，极易氧化，它们的氧化产物可能对胃肠有某种刺激。也有可能是因为脂肪氧化产物又与蛋白质、维生素等成分发生化学反应，产生了其他微量产物，从而使胃肠感觉不适。

？ 为什么鱼类比肉类更容易变质

健康的动物在宰杀之后，其肉的内部是几乎无菌的。腐败是一个从外向内逐渐进展的过程。然而，鱼类的鱼鳃、腹部、内脏都含有细菌，死亡后细菌繁殖速度极快。而且，鱼类组织中自带的蛋白酶也会使鱼体蛋白质发生降解，迅速产生大量肽和氨基酸，被细菌作用之后，又会产生更多有毒代谢产物，包括组胺在内。所以，鱼类一定要趁新鲜时食用，或者及时冷冻保存。在烹调鱼之后，也要注意及时食用，吃不完的部分及时冷藏冷冻，避免细菌繁殖过度。

冷冻鱼虾需冷藏解冻

把冻鱼冻肉提前一夜从冷冻室取出，放在冷藏室的下层缓慢化冻。这样既能避免细菌大量繁殖，避免水泡化冻时流失营养素和鲜味物质，又能避免化冻不均匀。

当天要烹调的鲜鱼也要冷藏

在市场买来的活鱼要及时去掉内脏和鱼鳃。如果不能当时立刻烹调，也要先放在零度保鲜盒或冰箱的下层暂时存放，在两三个小时之内及时烹调食用。

鱼类等水产品可以分装冷冻

如果鱼类等水产品当天不能全部烹调，则建议先分成一次能烹调完的数量，分别用保鲜袋包装，放在冷冻室内保存。

如果烹调之后一天不能全部吃完，要及时把没有被筷子搅动的一部分分装到保鲜盒里，放在冰箱里冷藏，还可以存放一天。要尽量避免反复冷藏再加热。

如果烹调的数量太多，则建议及时分装冷冻。烹熟的鱼虾在冷冻室里可以保存1个月以上。冷冻时可以放在封口保鲜袋里，聚乙烯的袋子可以长时间耐受冷冻温度。

水产干制品可以封口冷藏

鱼干、虾皮、海米等一次吃不完的水产干制品建议装在封口袋中，放在冷藏室里保存，取用后立刻重新封口冷藏。这样做可以避免细菌过度分解蛋白质产生刺鼻气味，并减少致癌物亚硝胺类的合成。

无论冷藏还是冷冻，一定生熟分开

要保证食品安全，冰箱储藏食物时必须做到生熟分开，食物分装，避免交叉污染，也避免串味。生肉、熟食、蔬菜等不要放在同一层、同一个抽屉或同一个保鲜盒当中。海鲜类和畜禽肉类也不能放在同一个保鲜袋中。生海鲜中往往携带着多种致病菌，而且含有水中常有的耐低温致病菌，万万不可和熟食品、速冻主食及冷饮混在一起存放！

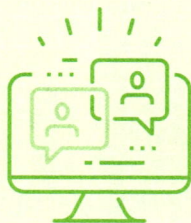

网友问答

1. 螃蟹和猕猴桃一起吃，等于吃砒霜吗

问 国庆佳节将至，朋友们一起相聚家中吃大闸蟹。大闸蟹可以跟水果一起吃吗？会中毒吗？

答 没那么可怕。不过，吃了大量螃蟹等海鲜河鲜，再吃很多水果之后，发生胃肠不适的情况并不罕见。但是，即便出现不适，和"砒霜"也毫无关系。

所谓"海鲜河鲜含有大量五价砷，被维生素C还原成三价砷"的说法是不科学的。除非是严重污染的水域生产的海鲜河鲜，否则合格的水产品不会含有大量的砷；而吃一两个水果，也不会摄入那么多维生素C。

可能性之一： 为了贪图鲜嫩口感，海鲜河鲜往往没有得到充分加热，其中的致病菌没有被全部灭活，要靠人体的胃酸和肠道免疫系统来对付它们。而水果类食物中的多酚类物质和有机酸具有缓冲胃酸的作用，单宁类物质会降低消化酶活性，甚至对黏膜有一定损伤。这就给人体对付微生物带来了麻烦，给致病菌带来了可乘之机。

可能性之二： 螃蟹等海鲜河鲜的蛋白质不太好消化，部分人对它们敏感。猕猴桃、柿子等很多水果是降低消化酶活性的。两种食物一起吃，增加了胃肠的负担。简单说，就是吃了难消化的蛋白质食物，本来消化能力需要加强才能应付，结果吃了某些水果之后，消化能力却下降了，就容易产生不适。

对胃肠功能好的人来说，不会造成严重问题。但是，胃肠弱的人本身连螃蟹都不敢多吃，猕猴桃等容易促进肠道运动的水果也不敢多吃，两者一起吃，自然雪上加霜，更容易出现胃肠不适。

就算一起吃了造成不舒服，对年轻健康的人来说，也不至于有严重后果。只是当时可能会胃痛、腹痛、腹泻而已。让胃肠好好休息一下，过一两天就慢慢恢复了。说"等于吃砒霜"实在是夸张了。

然而，对于有很多基础疾病的老年人来说，饮食上就得更加小心。如果本来心肺功能、肝肾功能都不好，或者患有肝胆疾病、胰腺疾病，那么即便是看似不要紧的小问题，比如腹痛、腹泻之类，也可能让身体不堪重负，甚至造成严重后果。

所谓"强者百无禁忌，弱者如履薄冰"。食物本身没有罪，但吃东西的时候还是要考虑自身消化能力和健康状况，量力而行。

---

2. 使用亚麻籽油烹饪能替代吃鱼吗 🔍

问 吃亚麻籽油、鱼油和吃鱼有相同的功效吗？

答 亚麻籽油和鱼油一样是ω-3脂肪酸的来源，但它提供的是α-亚麻酸（ALA），人体把这种成分转化成DHA和EPA等只有百分之几的效率。鱼油是直接提供DHA和EPA的。而且，无论是亚麻籽油还是鱼油，都没有鱼里面的蛋白质、多种维生素和多种矿物质。所以，不能完全替代吃鱼。

即便是供应ω-3脂肪酸，单靠亚麻籽油来供应的话，也显得有点不足。但是，由于大部分人可以既吃鱼又吃亚麻籽油，所以实际上增加一点亚麻籽油还是会有效增加DHA的供应的。对那些既不吃鱼也不吃鱼油的素食者来说，就更有帮助了。

若每天吃10克亚麻籽油（一汤匙半），按优质亚麻籽油中含有50%的ALA来计算，则可以得到5克ALA（最差也有至少30%的ALA）。按3%的最低转化率来计算，则5克ALA可以转化为150毫克DHA。

其实，我们每天所需的DHA并不多。按我国营养素参考摄入量标准，孕妇每天需要摄入至少250毫克ω-3脂肪酸，其中有200毫克DHA就可以。吃10克亚麻籽油，就能转化出150毫克DHA，占一日所需的3/4。

对于既吃鱼又吃亚麻籽油的人来说，不用担心DHA供应不足的问题。毕竟鱼里还有一些污染物质，亚麻籽油则污染程度会低得多（按生态学规律，在食物链上高一级就增加10倍环境污染物）。

如果是纯素食人士，那就更不用担心了。因为研究发现，素食人群从ALA转化成DHA的能力较强，可达10%左右，那么素食孕妇每天吃10克亚麻籽油，就能变成500毫克DHA，已经可以满足一日所需的DHA了。

总之，亚麻籽油可以为吃鱼不足的人改善脂肪酸平衡做出不小的贡献，而且成本远比吃鱼、吃鱼油更低。

亚麻籽油有点奇怪的味道，而且非常不耐热，但吃起来并不麻烦，有几个简单易行的方法。

1　把它和芝麻油、初榨橄榄油混在一起，用来拌菜、煮菜。不要用来炒菜，更不要用于油炸。

2　把它和沙拉酱混在一起，用来拌沙拉、拌凉菜。

3　把它和酸奶拌在一起吃下去。

4　把它和牛奶、豆浆等拌在一起喝下去。

最要紧的是，这种油一旦开封就极易氧化，所以一定要买小包装，而且用最短的时间吃完。

3. 用空气炸锅来做炸鱼烤鱼，也会产生有害物质吗

问　我是一位上班族，平时用空气炸锅做饭省时间、省事。但是家里人都说还是用烤箱更健康一些，尤其是烤鱼的时候，用空气炸锅制作会产生有害物质，是这样吗？

答　空气炸锅也好，烤箱也好，在烤鱼烤肉的时候，可以降低脂肪含量，但并不能预防丙烯酰胺、杂环胺、多环芳烃以及AGE（晚期糖基化终末产物）等促炎症物质的产生。

很多人认为，烹调时不加油，直接用空气炸锅烤不会产生有害物质。

但是很多鱼类，比如秋刀鱼和鳗鱼等，本身就含有很多脂肪了，不加入油，也会产生一些油脂氧化产物。

鱼类的脂肪中，不饱和脂肪含量比牛羊肉要高很多。这些不饱和脂肪酸在高温下也是会氧化的。特别是空气炸锅，热空气流动速度很快，温度也足够高，理论上说，氧化速度会比烤箱更快。因为烤箱里虽然温度也升高，但空气流动是相对较慢的，氧气利用效率会比空气炸锅低一些。

也有人认为，没有加入糖就不会产生美拉德反应，不会生成AGE。

美拉德反应的起始步骤，是羰基和氨基发生反应，生成席夫碱。

尽管根本没有加糖，食物中的糖含量也非常低，但只要有羰基和氨基存在，有较高的温度，又有中等偏低的水分条件，美拉德反应就会发生，反应后期都会产生AGE。

一般来说，在食品中糖和淀粉是羰基的主要来源。但是，在高温、有氧条件下，脂肪氧化降解物质就会产生醛、酮、酸等含羰基的化合物。它们会替代糖来提供羰基，和蛋白质、氨基酸及其降解产物中的氨基发生反应。

如果温度超过200摄氏度，那么还会产生杂环胺（氨基酸受热产生）和多环芳烃类（脂肪受热产生）等致癌物质。

相比而言，烤箱的空气流动慢，而且控温也比较准，产生有害物质的风险低一些。如果用锡纸包住烤的话，食物表面有水蒸气包围，温度很难上升到120摄氏度以上，表面也不至于过度干燥，所以在适当的烹调时间内，产生有害物质的危险相对比较低。

4

小小的蛋，
营养性价比高

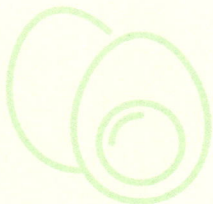

不同蛋类之间的差别

各种蛋都是优质蛋白质的来源

鸡蛋、鸭蛋、鹅蛋、鸽子蛋、鹌鹑蛋等的胆固醇含量和营养成分含量大同小异,它们都是优质蛋白质的来源,也是**B**族维生素和维生素**A**、维生素**D**的来源。只要身体感觉舒服,吃哪种都可以。比如有人对鸡蛋过敏,对鸭蛋和鹌鹑蛋却不过敏,那当然可以改成它们。

> 从口感上来说,鸽子蛋和鹌鹑蛋质地细腻,咀嚼和消化更容易。而鹅蛋、鸵鸟蛋则质地略微粗糙一些,直接煮食口感差一些。

鸡蛋是性价比很高的食物

鸡蛋是最价廉质优的动物蛋白质来源,氨基酸平衡好,消化吸收率高,而且容易烹调。蛋黄含有**12**种维生素和卵磷脂、叶黄素、玉米黄素等有益成分。除非对鸡蛋过敏或有特殊疾病,否则绝大多数人都可以吃。估计是因为鸡蛋太便宜，来源太丰富，容易被忽视。

？ 蛋黄和蛋白的营养有什么差别

禽蛋类的蛋白质有一半在蛋黄里，一半在蛋清里；而脂肪、维生素和微量元素，以及卵磷脂、叶黄素、玉米黄素、胆碱、甜菜碱等有益成分几乎都在蛋黄里。鸭蛋黄和鹅蛋黄的脂肪含量比鸡蛋高一些，这也是腌制鸭蛋比较容易出油的原因。

？ 不同鸡蛋的营养成分有多大差别

不同鸡蛋产品的蛋白质和脂肪含量差异不大，差一个百分点是可以忽略不计的。但是鸡蛋黄里的成分还是会有细微差异。比如说，含更多ω-3脂肪酸（如DHA）和类胡萝卜素成分（如叶黄素）的鸡蛋产品可能会为人类提供更多的健康益处，值得畜牧业者研究开发。胆固醇含量和维生素含量也可以通过饲料和饲养方法来加以控制。

营养价值的细节和饲料有关。比如湖里养的鸭子可以吃到小鱼小虾和水草，蛋黄中的不饱和脂肪酸含量会多些；鸡吃了鱼粉，蛋中DHA也会增加。

？ 皮蛋、松花蛋、变蛋是一种东西吗

皮蛋、变蛋和松花蛋是一种食物的不同叫法。它们都是用鲜蛋加碱制作而成的。鸡蛋、鸭蛋、鹌鹑蛋都可以做皮蛋，但鸭蛋做出来的最好吃，

就像做咸蛋也是鸭蛋最好一样。可能是因为鸭蛋的脂肪含量比较高，蛋黄的口感更为细腻。

皮蛋的颜色是因为美拉德反应形成的。它的特殊味道来自蛋白质分解产生的氨基酸、胺类物质和碱味，而有点刺激的味道来自氨基酸的分解产物，包括氨气和硫化氢等。

？ 流油的咸蛋与普通白煮蛋有什么差别

咸鸡蛋、咸鸭蛋腌制之后蛋黄出油，但总热量不变。只是蛋黄中脂肪的存在形式变了，从和蛋白质乳化共存的状态，变成了脂肪分离出来的状态。

咸蛋和普通白煮蛋的矿物质含量差异比较大，因为咸蛋中含有大量的盐，属于高钠食品，而且在腌制过程中，蛋壳中的部分钙元素进入了蛋清内部，使咸蛋的钙含量明显多于普通的白煮蛋。

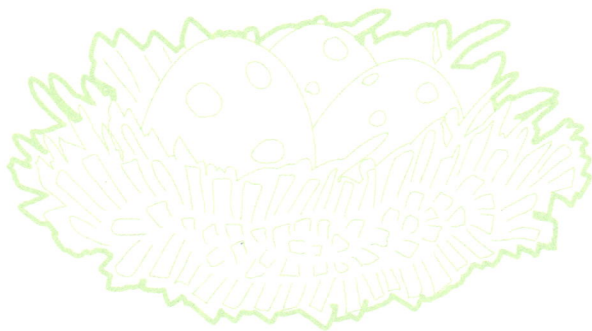

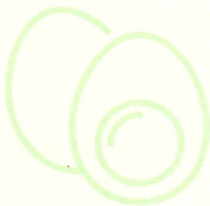

怎么吃蛋健康又美味

蒸煮鸡蛋更健康

鸡蛋的吃法也很重要，不仅影响到鸡蛋的脂肪含量，更影响到其中胆固醇的氧化程度。大量油炒和油煎可引起胆固醇的氧化，而且脂肪含量高；整煮蛋和完整水泼蛋影响最小。蛋羹和蛋花汤等加热时间短，脂肪添加少，也是比较健康的做法。

美味嫩煮蛋的做法

大部分人不喜欢吃煮鸡蛋的原因，是鸡蛋煮得太老了。如果把鸡蛋煮成嫩煮蛋的状态，蛋白洁白细腻如蟹肉，蛋黄刚刚凝固，嫩滑美味如蟹黄，很少有人不爱吃。

很多人认为嫩煮蛋掌握火候太困难，这里介绍几个简单方法。

最简单的方法就是买个蒸蛋器，其中有"嫩煮"这一挡。

也可以用汤锅来煮。冷水放鸡蛋，大火煮到滚沸，然后立刻盖上盖子，关掉火，放在灶上继续闷**6**分钟，或根据蛋的大小和本人的口味上下调整**1**分钟。到时间后立刻放冷水中降温，然后就可以取出来吃了。

如果用电磁炉烹调，或者把锅拿到灶台外，没有灶的余温来保持温度了，就需要延长时间，如延长到**10 ~ 12**分钟再取出，需要自己摸索一下。

嫩煮蛋的简单吃法

因为蛋白特别嫩，还没有失去水分，所以新鲜鸡蛋做成嫩煮蛋相对不好去壳。此时有个简单吃法：鸡蛋煮好后拦腰切成两半，不用去壳。在切开的表面上撒一点调味汁，然后用勺子挖着吃即可。孩子们很喜欢这种吃法。

也可以带壳切成两半之后，用小勺把蛋白和蛋黄挖出来，放在碗中，再用餐刀切成小块，然后浇上调味汁，即可享用。

蔬菜鸡蛋沙拉

煮好的鸡蛋去壳，切成小块，或者用勺子随便割碎也行，加入蒸熟的土豆丁、煮熟的嫩毛豆或嫩豌豆，浇上调味汁或调味酱，就可以拌成一碗土豆青豆鸡蛋沙拉。用少量鲜味生抽、芝麻香油、少量白胡椒粉、**1**滴芥末油或一丁点青芥辣，再加一点白开水搅开，就可以调成自制调味汁了。直接用市售的千岛酱、松仁沙拉汁等拌一下也可以。

把嫩豆、土豆换成球生菜、黄瓜丁，再加一点番茄丁，浇上煮蛋调味汁，做成蔬菜鸡蛋沙拉也很好。如果再加上**1**勺肉松、**1**勺烤熟的芝麻，味道更佳。

鸡蛋上汤蔬菜

煮好的鸡蛋去壳后，切成小块。先用水油焖（油煮菜）方法把西蓝花等蔬菜煮到接近熟的状态，最后加入切碎的鸡蛋，搅拌一下，关火，撒入盐、鸡精、胡椒粉等自己喜欢的调味品，即可盛盘。类似上汤蔬菜的口感，汁浓味鲜。

用白煮蛋来做这道菜，不会影响蔬菜的营养价值。如果用皮蛋来制作上汤蔬菜，则皮蛋中的碱会破坏蔬菜中的多种维生素。

煮鸡蛋卷饼

将煮好的鸡蛋切成小块，像炒鸡蛋一样，和焯熟的豆芽、胡萝卜丝、肉丝、木耳丝、土豆丝等自己喜欢的配料一起，加一点调味汁或沙拉汁，卷在荷叶饼或春饼里即可享用。和炒鸡蛋卷饼相比，用嫩煮蛋来卷饼，营养一样多，但油少热量低。

煮鸡蛋三明治

嫩煮蛋还能做三明治。把蛋去壳切碎，加一点盐和黑胡椒粒，和黄瓜片、生菜叶等一起夹在面包之间就可以啦。如果面包片上能刷薄薄一层黄油或橄榄油，再夹鸡蛋碎和蔬菜，会更好吃，面包片也不容易吸水变软。

煮鸡蛋拌饭

大米小米饭或大米糙米饭，煮好之后加入切碎的嫩煮蛋，再加各种蔬菜碎、酸黄瓜碎、坚果碎、烤香芝麻等，加一小勺橄榄油或香油，拌在一起即可。最好能撒点自己喜欢的香辛料，比如花椒盐、胡椒盐、小葱花、香菜碎等，喜欢辣的也可以撒点辣椒粉。

鸡蛋炒豆腐

原料： 卤水豆腐（或石膏豆腐，但内酯豆腐水分含量高，最好不用）半盒，鸡蛋2个。油10克，葱花1把（多放点也可以），花椒粉少量，孜然粉少量。喜欢辣的人可以放点干辣椒碎。

做法： 豆腐切碎，控去水分。鸡蛋在碗中打匀，加入盐。平锅中放入油，加花椒粉和孜然粉炒香，撒入葱花，马上放入豆腐翻匀，中火翻炒。到豆腐表面水分变干，加入鸡蛋液，立刻翻匀，让鸡蛋均匀地包在豆腐碎的外面，有"金裹银"的效果。因为鸡蛋液里有盐，豆腐就不用另加盐了。

然后就可以关火出锅，也可以再撒一点小葱花点缀。如果觉得咸味不够，这时候可以淋上半勺生抽酱油，颜色也是不错的。

豆干蔬菜炒鸡蛋

先在不粘锅里放一点油，豆腐干切成丝或薄片，中火炒香。豆腐干的品种可以选择酱油干、五香干、白干、熏干等。

把嫩香菜（芫荽）切碎，和鸡蛋液打在一起。蛋液里加一点生抽调味。因为香菜足够味浓，所以就不需要再加其他调味品了。把加入大量香菜碎的鸡蛋液倒入锅中，让它和豆腐干混在一起，翻匀，蛋液凝固时即刻关火。鸡蛋裹在豆腐干表面，香菜刚刚熟，但还没有失水，是最好吃的。

也可以留一部分香菜，等鸡蛋液凝固，关火出锅之前再把生香菜碎撒进锅里混匀，这样香菜的味道更为浓郁，口感也脆爽好吃。

紫苏叶碎、罗勒碎、小葱花、洋葱碎等风味浓郁的蔬菜碎都可以这样炒。只放一次油，成菜脂肪含量低，但味道很香浓。如果是香椿，需要先烫一下，控干水分后再切碎。

鸡蛋和豆腐一起炒的好处

鸡蛋和豆腐一起炒有很多好处。它是植物蛋白和动物蛋白的混合。鸡蛋里的维生素A、维生素D和豆腐里的钙，合在一起营养更为平衡。同时，豆制品里的豆固醇有利于降低胆固醇的吸收利用率。从口味上来说，既不像炒鸡蛋那么吸油，也比炒豆腐更为鲜香可口。老人孩子都适合吃。

燕麦鸡蛋羹

燕麦中的葡聚糖有利于降低胆固醇的吸收率，控制餐后的血脂水平。

用2个鸡蛋，加等量体积的燕麦粥，加点盐或鸡精就可以做成蛋羹。

只需800瓦加热2分钟（如果微波炉功率太大，就用中高挡），然后转为解冻挡3分钟。程序结束后，等几分钟再取出来（闷一下，也可避免太烫）。或直接放在蒸锅上蒸熟。

蛋羹在70摄氏度就能凝固，如果温度升高到100摄氏度，蛋羹中的蛋白质分子过度聚集，口感就不嫩滑了。加了燕麦粥，其中含有葡聚糖和淀粉，加热过度时容易溢出来。掌握不好温度和时间的话，可用深点、大点的碗。

水煮荷包蛋和整煮蛋的营养差别

理论上说，水煮荷包蛋和整煮鸡蛋的营养价值差距不大。只是，水煮荷包蛋是打开煮的。煮的过程中，会有一部分水溶性维生素溶出到煮蛋水里，如果不喝掉这些水，溶出的营养素就丢失了。整煮蛋时，营养素溶出可以忽略。

大米鸡蛋牛奶布丁

米饭（或杂粮饭）吃不完，可以做成大米鸡蛋牛奶布丁。把剩米饭和鸡蛋搅拌在一起，再加入和鸡蛋等量的脱脂牛奶，加入盐等调味品，一起搅拌均匀。然后像蒸蛋羹那样，把它放在蒸锅上蒸到蛋液凝固就可以了。愿意做成甜味的也可以，不加盐，加入葡萄干和少量蜂蜜即可。

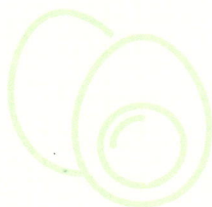

吃蛋的健康叮咛

每天吃一个鸡蛋无害

目前的研究证据支持每天吃一个鸡蛋，因为既无害心血管健康，又有利于预防脑卒中。早餐优质蛋白质必不可少。

考虑到多吃红肉类，特别是加工肉制品，可能带来血压升高和癌症风险增加的问题，相比而言，吃鸡蛋可能是健康风险最小的早餐摄取蛋白质的方法。

所以，除非有医嘱不让多吃鸡蛋，否则健康人每天吃一个鸡蛋是无须担心的。鸡蛋性价比很高，不仅有利于补充蛋白质，还能提供12种维生素，以及卵磷脂、叶黄素等有利健康的成分。

蛋黄不是胆固醇的唯一来源

凡是动物性食品都含有胆固醇，摄入的量具体看吃了多少。动物脑含量最高，但日常饮食很少吃。肥牛看似胆固醇含量不那么高得吓人，但一次能轻松吃250克，摄入的胆固醇总量比一个蛋黄更多。每天吃1个蛋黄未必升高胆固醇，绝对不吃蛋也未必降低胆固醇。

吃蛋黄对眼睛健康有益

膳食胆固醇摄入过少，对预防脑卒中无益。而吃蛋黄不仅不会提升LDL与HDL的比值（LDL/HDL值越大，发生心血管疾病的危险性越高），还能提供叶黄素和玉米黄素及多种B族维生素，对眼睛健康有益。研究表明，蛋黄中的叶黄素和玉米黄素特别容易被人体吸收利用。

鸡蛋煮老了不容易消化

蛋煮久了之后，蛋白质受热凝聚就比较严重。凝聚之后，蛋白质和水分子的距离远了，它们之间层层缠结在一起，质地就会变硬。特别是蛋白部分变硬比较明显。蛋白变硬了就不容易彻底嚼碎，消化酶的作用就会变慢。消化能力弱的人更适合吃嫩煮的鸡蛋。

鸡蛋煮久了会导致脂肪氧化吗

鸡蛋的脂肪几乎全存在于蛋黄中。蛋黄被蛋壳、蛋壳内膜和三层蛋清严密地包裹着，很难见到氧气。所以，新鲜蛋的蛋黄脂肪和胆固醇是几乎没有受到氧化的。虽然测定表明久煮之后，蛋黄中的胆固醇氧化程度有轻微上升，维生素E含量有百分之十几的下降，但和其他烹调方式比，仍然是很少的，到不了有害的程度。

❓ 蛋煮久了有轻微臭味是怎么回事

蛋煮久了会有轻微的臭味，主要是硫化氢带来的。蛋清中的蛋白质富含含硫氨基酸（蛋氨酸和半胱氨酸），它们受热后有微量分解，就会产生硫化氢。嫩煮蛋因为加热时间短，蛋清蛋白质分解比较少，反而味道比较新鲜。

蛋黄表面发绿对健康无害

鸡蛋久煮后，蛋清中的含硫氨基酸长时间受热后发生分解，产生硫化氢；而蛋黄中和蛋白质结合的铁元素也因为加热游离出来。硫化氢和铁在蛋黄蛋清的"接合部"见面，发生反应，形成微量的硫化亚铁，即我们看到的绿色的薄层。这个现象不会影响食品安全。

水煮鸡蛋也能补充维生素A和叶黄素

鸡蛋黄里含有足够的脂肪，无须靠加烹调油来促进维生素A和叶黄素的吸收。所以直接吃水煮蛋也完全可以补充维生素A和叶黄素。用大量油来炒鸡蛋并没有任何健康意义，只是增加了炒鸡蛋的脂肪含量，提高了炒鸡蛋的热量值。

吃咸鸭蛋要注意控盐

夏天很多人喜欢早上用咸鸭蛋替代鸡蛋，是可以的。咸鸭蛋在补充蛋白质方面并不逊色于鸡蛋，除了太咸，没有其他害处，钙含量还比鸡蛋高一些。不过，吃了咸鸭蛋，就减少一些做菜时加的盐和酱油，让一日中的盐摄入量不过量。

也可以考虑只吃咸鸭蛋的蛋黄，把蛋白留下来替代盐用于做汤、炒鸡蛋、炒豆腐、蒸蛋羹等，这样既没有增加盐，又利用了蛋白质。

? 一天内可以吃好几个鸡蛋吗

目前所有研究中的"吃鸡蛋无害""吃鸡蛋可能有好处"的说法，都是建立在长期每周吃5～7个鸡蛋的基础上的。因为没有足够的研究证据，所以很难确定"每天多吃几个鸡蛋好不好"。

不过，长期多吃和偶尔一天多吃，完全不是一回事。如果是健康年轻人，肝脏肾脏胰腺胆囊都没毛病，鱼肉海鲜不过量的情况下，不用太担心。如果不是天天这么吃的话，偶尔一天吃3个也没事。中老年人、胆囊疾病患者和糖尿病患者都不建议一天吃好几个。

有些人一天可以吃两三个鸡蛋

孕期准妈妈和哺乳妈妈、健身增肌人士和大运动量人士、饥饿节食后调节月经的女生、迅速发育期的青少年以及蛋奶素食者，只要身体健康、代谢正常、总热量不超标，一段时间内每天吃两三个蛋也没关系，对补充蛋白质、维生素A、维生素D、维生素K和B族维生素有帮助。

？ 孕期可以用鹌鹑蛋等代替鸡蛋吗

有人听说其他蛋类胆固醇含量低于鸡蛋，认为孕期可以用鸭蛋、鹅蛋、鸽子蛋、鹌鹑蛋等其他蛋类替代鸡蛋。鸽子蛋、鹌鹑蛋等蛋体小，但蛋黄比例大，按同样摄入量来比较，胆固醇总量并不比鸡蛋少。实际上胆固醇是胎儿生长发育所需的重要成分，孕期无须严格控制胆固醇，所以不用担心。

？ 高血压患者可以吃鸡蛋吗

目前，对多项干预研究进行的汇总分析并未发现吃鸡蛋对血压有任何不良影响。考虑到高血压是脑卒中最重要的风险因素，而部分研究认为每天吃1个鸡蛋可轻度降低脑卒中风险，所以高血压患者如果没有其他疾病，每天吃1个蛋是无害的。

？ 糖尿病患者可以吃鸡蛋吗

糖尿病患者吃鸡蛋需要限量。此前多项研究建议糖尿病患者每周食用不超过4个带蛋黄的鸡蛋。近年来很多研究也发现，糖尿病患者和健康人对鸡蛋中胆固醇和磷脂等成分的代谢能力是不一样的，可能是由于肠道菌群紊乱造成的代谢异常。然而蛋清并不在限制之列。

宝宝不需要限制胆固醇

　　婴幼儿是不需要限制胆固醇的，因为胆固醇是细胞的"建材"之一，也是大脑中含量极高的成分（脑中的胆固醇含量大大超过蛋黄！）。宝宝的生长发育需要构建大量新细胞，严格限制胆固醇早已被证明会影响婴幼儿的生长发育。不过也需要注意，引入丰富多样的食物以及解决食物均衡问题，不能只依赖鸡蛋或牛奶等少数蛋白质来源。

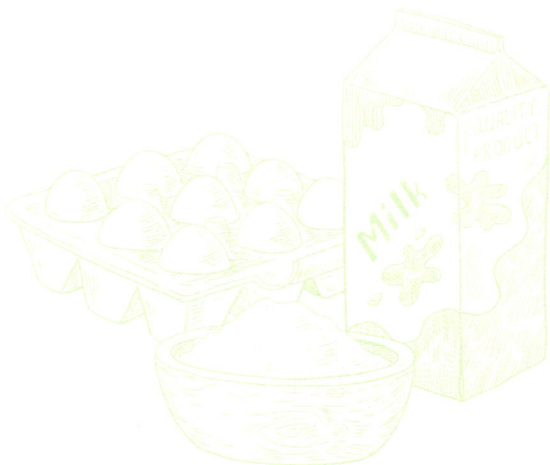

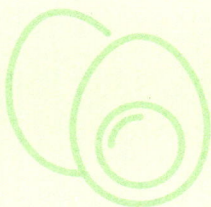

鸡蛋的安全问题

蛋壳是一个污染源

鸡蛋带来的食品安全问题主要来自蛋壳表面污染的沙门菌等致病菌。由于蛋是从禽类的泄殖孔中排出的，和排便是一个通道，因此蛋壳表面极易污染各种细菌。农家自产的鸡蛋没有经过清洁和杀菌处理，故表面沾有致病菌的可能性更大。

所以，在接触生鸡蛋的蛋壳之后，不要接触其他食物和干净碗盘。蛋壳不能在橱柜操作台上乱放，要立刻丢进垃圾桶，然后洗手，再接触碗盘和食物。装过生鸡蛋的容器也要清洗。洗生鸡蛋时要非常小心，不要和碗筷、果蔬、熟食之类在一个洗碗池里洗，也不要让脏水溅出来。

买清洁蛋更安全

品牌鸡蛋生产企业往往会先对鸡蛋表面进行清洁和杀菌处理，不会对家庭厨房造成污染。如果家里有婴幼儿，推荐买经过紫外杀菌和表面清洁的品牌蛋。清洁的鸡蛋可以直接放在冰箱门的蛋架上。需要注意的是，清洁蛋买回家之后也要注意和生鱼生肉分开存放，以免鸡蛋壳受到污染。

如果是未经清洁的鸡蛋，不要和冰箱里的其他食物混放，以免交叉污染。要单独包起来，或者放在一个专用的零度保鲜盒里。

? 可以生吃的鸡蛋是怎么回事

有些烹调需要使用可生吃的鸡蛋，比如日式料理常常用到生鸡蛋，寿喜锅要用生鸡蛋蘸着烫熟的肉片吃；西方一些甜点要用到蛋清和糖打出来的泡沫。这时候，使用的生鸡蛋原料如果不够干净，带有致病菌，就可能会造成细菌性食物中毒，非常危险。

为了解决这个麻烦，有些企业推出了可以生吃的鸡蛋。它从饲养管理开始保持鸡舍的洁净，并对鸡蛋进行消毒，保证生吃的时候也没有感染致病菌的风险。当然，这种蛋的价格也会比普通鸡蛋高一些，但食用起来是可以保证安全的。

"溜达鸡"下的蛋也未必污染少

农家散养的鸡在户外随便溜达，如果不加管理，可能接触到田间的农药、化肥，发霉的谷粒，垃圾堆里的农药空瓶，汽车和摩托车的尾气，以及其他可能带来污染的东西。这些污染物可能进入母鸡体内，进而会污染鸡蛋。有测定表明，农家散养鸡下的蛋所含的环境污染物高于大型鸡场生产的鸡蛋，因为鸡场的笼养鸡不会接触到这些环境污染物，饲料也是经过检测的。

所以，鸡蛋的污染程度不取决于笼养或散养，而取决于鸡生活的环境质量，以及鸡饲料的安全水平。

? 假鸡蛋可以做到乱真吗

假鸡蛋不可能做到真鸡蛋的精细程度。新鲜的真鸡蛋，蛋壳表面有一层蛋壳外膜，内侧还有一层有韧性的蛋壳内膜，蛋白有稀、浓、稀三层，打开之后能看到，煮熟之后也可以剥出层来；蛋黄有膜，两侧有两条螺旋形的系带，旋转方向正好相反。这些特点假鸡蛋不可能都有。蛋黄的口感和味道，也不可能仿造出来。

传说中的"假鸡蛋"多是用树脂等原料制作的玩具，也有的是人工拼接的视频内容。如果"假鸡蛋"打开之后的质地口感都能做到和真鸡蛋一样，那成本会比真鸡蛋高得多，而且是个了不起的技术成就。

? "橡皮蛋"是怎么回事

有个别鸡蛋煮后出现"橡皮蛋"的现象——煮熟的蛋很硬很韧，质地如同橡皮。这是因为有些生鸡蛋的蛋壳表面有不易察觉的细小裂纹，在长时间的冷藏或冷冻之后，鸡蛋中的水分从裂缝蒸发或升华出去，蛋白质和水分形成的胶体逐渐收缩，蛋白质分子互相交联，形成韧性很强的状态。有些人以为这样的蛋是假鸡蛋，其实这种现象与食品安全无关。

? 没有凝固的蛋可以吃吗

蛋清没有凝固的蛋不建议吃，因为不仅有可能从蛋壳污染到致病菌和病毒，蛋清里还有多种抗营养物质，妨碍维生素的吸收利用。如果要生吃蛋清，必须购买符合生食标准的鸡蛋产品。

但是，蛋黄没有完全凝固的蛋，安全风险很小。这是因为蛋壳和蛋清中含有天然抗菌物质溶菌酶，卵黏蛋白等蛋清成分也有抗菌作用。微生物穿过蛋壳和蛋壳内膜，再穿过厚厚的蛋清，很难幸存下来进入蛋黄中繁衍。

? 嫩煮蛋会有安全问题吗

只要蛋白凝固，实际温度就达到了60摄氏度。只要蛋黄凝固，中心温度就达到了70摄氏度，而中心温度70摄氏度就是烹饪界规定的食品杀菌温度。这个温度也足够使蛋清中的抗营养物质失活。因为鸡蛋表面是直接接触沸水好几分钟的，沙门菌和禽流感病毒早就被充分杀灭了。所以说，吃嫩煮蛋不会造成食品安全隐患。

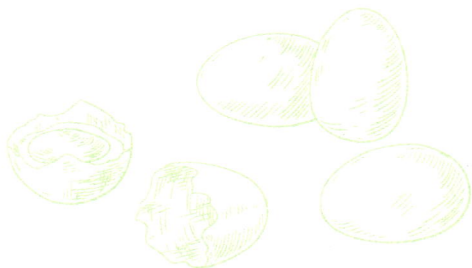

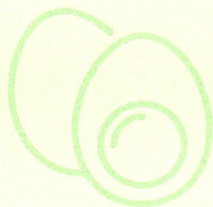

鸡蛋的储藏知识

🥣 鸡蛋一次不要买太多

鸡蛋有蛋壳保护，蛋清中还含有溶菌酶和其他抑制微生物生长的蛋白质，所以保质期比较长。但是，随着时间的推移，鸡蛋的品质还是会逐渐下降。

不管是散装鸡蛋还是包装鸡蛋，都建议一次性不要买太多。买回来要及时放在冷藏室中，以便延长保鲜日期。尽管鸡蛋包装上的保质期往往会写室温45天，但在实际生活中，特别是在夏天，鸡蛋保持新鲜的时间会缩短。

🥣 鸡蛋放入冰箱冷藏可以存久一点

鸡蛋如果在室温下存放，理论上以2周内吃完为宜，否则鸡蛋的新鲜度会明显下降，口感也会变差。这也是很多发达国家的做法。如果想保存得久一点，建议放在冰箱里冷藏，可保存8周以上。

以是否散黄为保存期限的判断标准进行比较，可发现厚壳鸡蛋（通常是红色、绿色、褐色的蛋壳）在冬季的室温保存时间可达6～8周，而薄壳鸡蛋（通常是白色、浅色的蛋壳）只有4～5周。

新鲜鸡蛋的蛋黄在中间

新鲜蛋的蛋黄在鸡蛋的正中间，鼓鼓的。两边各有一条白色的系带把蛋黄拴在浓蛋清上。蛋清很浓稠，分三层，打出来不易散开。随着储藏时间延长，鸡蛋的气室（蛋壳里面的空隙）变大，蛋清变稀，蛋黄膜变薄，蛋黄两侧的蛋黄系带慢慢变细消失。如果一打开鸡蛋就摊得好大，形状不是椭圆形而是不规则的一滩，蛋黄偏在边上，说明鸡蛋不太新鲜了。

越新鲜的鸡蛋越好吃

虽然室温保存约4周以后才开始有散黄蛋出现，但鸡蛋放1周之后品质就会下降。生出来1周之内的鸡蛋能孵出小鸡来，1周后就比较困难了。口感也是第一周的新鲜蛋最佳，香气浓，弹性好。

随着时间推移，蛋黄系带逐渐溶解，三层蛋清的浓度差异逐渐减小，蛋黄逐渐从中间向旁边漂移，蛋黄变得不那么饱满鼓起，气室逐渐变大。然后，蛋黄膜变脆弱，乃至于轻度散黄。这是能吃的底线了。然后细菌霉菌进入，出现粘壳、浑浊、发臭等变化，那就不能吃了。

蛋壳难剥说明鸡蛋新鲜

鸡蛋越新鲜越难剥壳。因为蛋清和内蛋壳膜特别紧密，鸡蛋顶端的气室也特别小。随着存放时间的延长，水分散失，蛋清变稀，气室变大，蛋体收缩，会越来越好剥。

> 煮出来的鸡蛋立刻放入冷水中冲一下降温，使蛋体突然收缩，可以帮助蛋壳与蛋体分离。如果买回来的鸡蛋煮熟后实在难剥，不妨把鸡蛋拦腰切成两半，然后用小勺子挖着吃就行了。

? 鸡蛋储藏烹调前需要清洗吗

农家鸡蛋一般都没有经过清洁，表面细菌极多，烹调前建议清洗一下。如果打算存放久一点，最好先装在袋或盒里，然后放入冰箱或放入保鲜抽屉中。要注意与其他食物分开，避免沙门菌等细菌污染其他食品。鸭蛋、鹅蛋、鹌鹑蛋等也是一样的。拿过未清洁的生蛋或蛋壳后，要马上洗手，然后才能接触其他食物或碗盘！

超市买的品牌蛋，如果包装上注明经过清洁程序处理，或者经过覆膜处理，则无须清洗，直接放冰箱蛋架上，或者放进专门的鸡蛋保鲜盒里冷藏即可。

❓ 熟的鸡蛋能放多久

如果蛋壳没有破损和裂缝，那么鸡蛋煮好后在20摄氏度的室温干燥条件下可存放1周左右时间。假如屋里只有10摄氏度左右，干燥条件下可以放2周。如果煮熟后晾干表面，再及时冷藏，可以在冷藏室储藏15天以上。如果炒熟后分装在保鲜袋中冷冻保存，可存2个月以上。由于水分缓慢蒸发，久放之后鸡蛋即便没有腐败，口感也可能会变差。

🥣 内部有霉斑的鸡蛋不要吃了

凡是长霉的东西，都要直接扔掉，鸡蛋也不例外。这不是浪费，而是保证安全。比如水果，磕碰之后发褐色了，挖掉之后不妨碍食用。有点软，只要没长霉，厚厚切掉之后也还可以吃。但是只要长霉，就扔掉。因为霉菌毒素会扩散到很远的组织中。很多霉菌毒素不仅有毒，还有致癌性。

❓ 煮鸡蛋可以做成备餐吗

如果嫌早上煮蛋麻烦，完全可以提前几天煮好一批嫩煮蛋备用。早上起床时从冰箱里拿出来，放小碗里，倒入沸水，盖上一个盘子，闷泡几分钟就热了。刷牙洗脸之后正好吃。可以切开浇汁吃，也可以整个吃。或者把凉的鸡蛋剥壳后，直接泡在热豆浆、热牛奶、热粥里面吃。

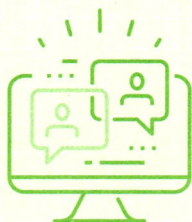

网友问答

1. 有胆结石可以吃鸡蛋吗

问 胆结石患者限制太多了，已经不知道该怎么饮食了，高胆固醇、肥腻的食物不能吃，高蛋白食物好像也不让吃，请问能吃鸡蛋吗？

答 鸡蛋、鸭蛋、咸鸭蛋、松花蛋之类不是绝对不能吃，但最好是分散着吃，每次少量，避免一次性大量摄入而对胆囊产生刺激。

比如早上吃加了少量鸡蛋液制作的全麦馒头，中午喝几口蛋花汤，晚上吃两口蛋羹。这样就能在得到营养的同时，降低引起胆囊疾病发作的风险。

此外，烹调方式也很重要。不要吃油煎蛋、油炒蛋、焗咸蛋黄之类，也要少用蛋黄酱。蛋类极易在烹调过程中吸入大量烹调油。

不要因为医生说限制鸡蛋，就妄图靠鸭蛋、鹌鹑蛋之类"突围"，蛋类的基本成分大同小异。鸭蛋黄的脂肪含量甚至比鸡蛋更高。

2. 卤蛋会产生致癌物吗

问 家里的老卤水有什么危害吗？我用某款市售卤水汁兑水（卤水汁配料表不含亚硝酸钠），每天煮开，经常卤鸡蛋，会产生致癌物亚硝酸盐吗？

答 长时间煮了高蛋白食物后，多少会产生点亚硝胺。这是因为动物性食物和未高度纯化的饮用水中也会有很微量的硝酸盐，久煮转化为亚硝酸盐，然后和蛋白质分解产物反应，形成微量亚硝胺，它是消化道的致癌物。

但是，剂量决定毒性。少到一定程度就可以忽略。

我国膳食中 90% 以上的硝酸盐来自于蔬菜。如果煮的时候没有加任何蔬菜，用的是新鲜肉类蛋类，而且用的是合格饮用水，不是污染水，那么亚硝胺的生产原料不足，数量微小到可以忽略不计，所以是不用担心的。

请注意，亚硝酸盐只是亚硝胺致癌物的生产原料（在锅里或者在胃里合成），不是致癌物本身。亚硝酸盐摄入量多到一定程度会中毒，但在正常的卤肉卤蛋中是绝对达不到这种程度的，差不止一个数量级呢，几乎可以忽略。